やさしくわかる
アーユルヴェーダ
アロマテラピー

日本ナチュラルヒーリングセンター　西川眞知子　著

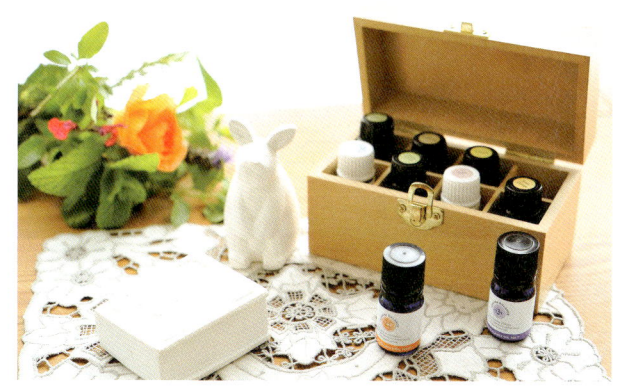

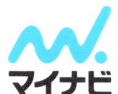

アーユルヴェーダ アロマテラピー

それは

植物と人とが出会い、

響き合って輝く

奇跡の癒やし世界です──。

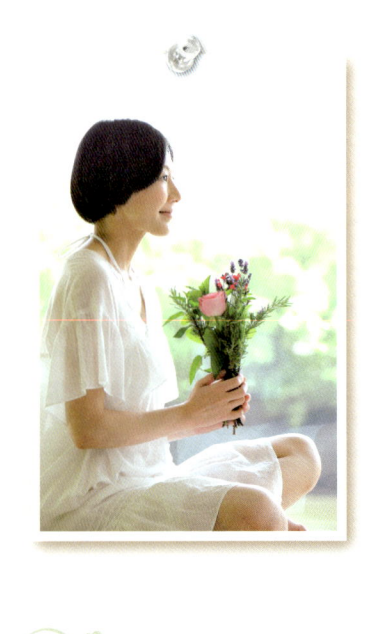

Contents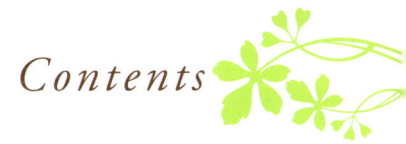

Introduction

アーユルヴェーダアロマテラピー
伝統医学としてのアーユルヴェーダで
アロマテラピーは、もっと輝く！ …… 2

本書の使い方 …… 8

…… 10

Part 1

アーユルヴェーダと
アロマテラピー …… 11

自然界はすべて5つの要素からできています …… 12

5つの自然エネルギーとその影響を知りましょう …… 14

5つの自然エネルギーの組み合わせが
3つの性質を作ります …… 16

ヴァータってこんな性質
型にはまらない自由で豊かな想像力 …… 18

ピッタってこんな性質
情熱的で華やか 目標に向かって突き進む …… 20

カパってこんな性質
穏やかで寛大 辛抱強く課題に取り組む …… 22

3つの性質は時間や年齢によって変化する …… 24

アーユルヴェーダの基本を
アロマテラピーに生かす …… 26

ヴァータが過剰なときに使いたい精油 …… 28

ピッタが過剰なときに使いたい精油 …… 30

カパが過剰なときに使いたい精油 …… 32

精油の使い方とベースオイルについて …… 34

アロマテラピーの楽しみ方いろいろ …… 36

**＊ 精油を使用する際は、
以下のことを守ってください**

アーユルヴェーダアロマテラピーは医療ではありません。心身の健康によい影響をもたらしますが、あくまでも補助的な手段だと考えてください。また精油を肌に直接塗ったり、服用したりすると大変危険です。取扱説明書などを使用前に読み、必ず使用上の注意を守って使用してください。特に妊娠中や持病がある人、乳幼児、高齢者には使用できない精油があるので、医師や専門家とご相談の上、ご使用ください。本書の著者ならびに出版社は、精油を使用して生じた問題に対する責任は負いかねます。

Part 2 毎日チェック！今日のあなたの性質は？

日々のヴァータ度　ピッタ度　カパ度

ヴァータ、ピッタ、カパの過剰と
環境、体、心の関係

環境、体、心
今日のあなたはどんな性質？ …… 44

環境にヴァータが多いときのあなたは …… 46

天候・部屋環境
湿度が低く、乾燥しやすいとき …… 47

行動
出張や外出が多いとき（仕事・家事・育児など）
環境が激変したとき（転勤・転職・引っ越しなど） …… 48 49

人間関係
おしゃべりのしすぎ …… 50
緊張しているとき …… 51

時間
夕方の疲労、消耗しているとき …… 52

季節
冷たい風が吹く秋から冬 …… 52

自然
都会的な環境にいるとき …… 53

環境にピッタが多いときのあなたは …… 54

天候・部屋環境
蒸し暑いとき …… 55

行動
正確さが求められる仕事・作業 …… 56 57

人間関係
批判的になる
戦いをしいられる
ケンカしている …… 58 59

時間
日中、やる気がない …… 60

季節
蒸し暑い夏〜初秋 …… 61

自然
強い日差しや豪雨 …… 61

環境にカパが多いときのあなたは …… 62

天候・部屋環境
重苦しくどんよりしているとき …… 63

行動
イスに座りっぱなしの日には
停滞した仕事を進めたい …… 64 65

人間関係
過去のしがらみに固執している
無口になってしまう …… 66 67

時間
けだるい朝に …… 68

季節
春、眠気が続くとき …… 69

自然
どんよりした春の日 …… 69

体にヴァータが多いときのあなたは …… 70

スキンケア
肌の潤いが少ない …… 71

ヘアケア
枝毛ができやすい …… 72

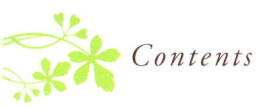
Contents

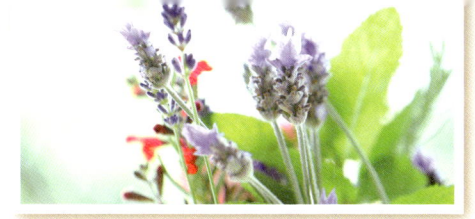

デトックス
リンパの流れをよくして熱を逃がす…… 73
肩こり…… 74
便秘…… 75
貧血…… 76
眠れない（不眠）…… 77
疲労…… 78
冷え性…… 79
腰痛…… 80
風邪の初期…… 81
頭痛…… 82

女性特有の症状
生理痛、生理不順…… 83

体にピッタが多いときのあなたは…… 84

スキンケア
ほてりをしずめたい…… 85

ヘアケア
白髪、頭皮のほてり…… 86

デトックス
熱を冷まし…… 87
血液を浄化する…… 88
眼精疲労…… 89
下痢…… 90
皮膚トラブル、皮膚炎…… 91
胃痛…… 92
二日酔い…… 93
体がほてる…… 94
夏バテ…… 95

女性特有の症状
更年期障害（顔のほてり）…… 96

体にカパが多いときのあなたは…… 97

スキンケア
脂分が多い…… 98

ヘアケア
脂っぽくなる髪や頭皮に…… 99

デトックス
重さと湿り気を取り除く…… 100
だるい…… 101
むくみ…… 102
痰や鼻水がつまる…… 103
眠気…… 104
体重増加…… 105
セルライト…… 106
花粉症…… 107

女性特有の症状
むくむ、胸が張る…… 108

心にヴァータが多いときのあなたは…… 109
集中できない…… 110
落ち着かない…… 111
決断力がない…… 112
心配、不安が大きい…… 113
緊張してしまう…… 114

心にピッタが多いときのあなたは…… 115
楽しくない…… 116
人を許せない…… 117
イライラする…… 118
なにもかも破壊したくなる…… 119
怒り…… 120

心にカパが多いときのあなたは…… 121
人に会いたくない…… 122
無気力…… 123
自信喪失…… 124
プチうつ…… 125
他人を冷たく感じる…… 126

Part 3 スピリットで理想の自分になる

スピリットが輝くこと。
それはすばらしい魂を呼び覚ますこと

- ヴァータのスピリットは「軽快」と「ひらめき」 …… 128
- ピッタのスピリットは「情熱」と「ゴージャス」 …… 130
- カパのスピリットは「安定」と「重厚」 …… 132
…… 134

127

Part 4 精油ガイド

精油の作用とメカニズム …… 138
香りの特徴を知ってブレンドを …… 140
精油の選び方、購入のしかたと使用上の注意点 …… 142

137

- イランイラン …… 144
- オレンジ(オレンジ・スイート) …… 145
- カモミールローマン …… 146
- クラリセージ …… 147
- グレープフルーツ …… 147
- サイプレス …… 148
- サンダルウッド …… 148
- ジャスミン …… 149
- ジュニパー(ジュニパーベリー) …… 150
- ジンジャー …… 150
- ゼラニウム …… 151
- ティートリー …… 152
- ニアウリ(ニアウリ・シネオール) …… 153
- ネロリ …… 153
- バジル(バジル・リナロール) …… 154
- パチュリー …… 155

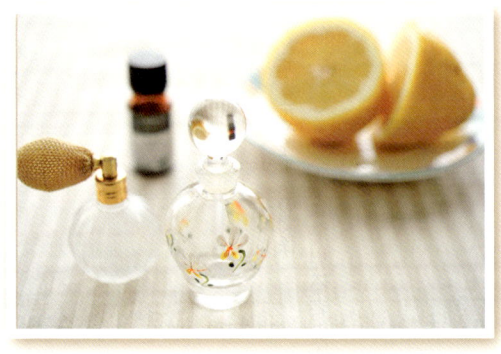

Contents

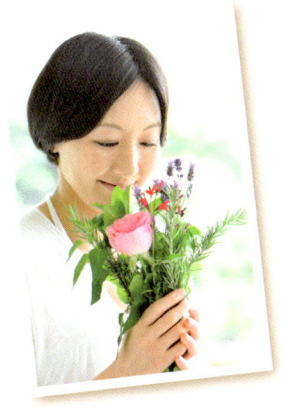

フェンネル	156
ブラックペパー	156
フランキンセンス（乳香・オリバナム）	157
ベチバー	158
ペパーミント	158
ベルガモット	159
ベンゾイン	160
マジョラム	160
マンダリン	161
メリッサ（レモンバーム）	161
ユーカリ	162
ラベンダー	162
レモン	163
レモングラス	164
ローズ（ローズ・オットー）	165
ローズウッド	166
ローズマリー	167
[ベースオイル（キャリアオイル）]	
セサミ油	168
グレープシードオイル	168
スイートアーモンドオイル	169
ホホバオイル	169
[ハーブ]	
カモミールジャーマン	170
レモングラス	171
ハイビスカス	171
[巻末付録]	
おすすめ精油ショップ	172
気になる症状別INDEX	173

COLUMN

日本のアーユルヴェーダは「和ゆるヴェーダ」	38
医学や福祉とアーユルヴェーダの関係 人を「部分」でなく「全体」で見る考え方	126
前向きに生きるためには…… ストレスを味方につけて「ユーストレス」に変換する	136

伝統医学としてのアーユルヴェーダでアロマテラピーは、もっと輝く！

植物の力を借りて、疲れた体や心を癒やすアロマテラピー。その心地よさの効果は、世界中に認められています。一方、これからの時代の医療や福祉は、体の一部分だけでなく、全身をケアし、心やエネルギーを考えながら、生命全体をケアすることが望まれています。その考え方をはるか昔から実践してきたのが、アーユルヴェーダです。

アーユルヴェーダは、約5千年前から、古代インドの聖者たちによって伝えられた、世界最古の伝統医学といわれています。太陽や月など自然の力、植物、食事、運動、瞑想を通して心や感情に働きかけるのが特徴。心身の状態を把握して自己調和を目指し、それぞれの人の命の知恵を引き出して、本物の健康回復を実現します。

アーユルヴェーダの理論の中には、もともと、植物の力を活用する癒やしの考え方が含まれていました。現代のアロマテラピーにアーユルヴェーダを融合させると、植物の力が体だけでなく、心や心の奥の魂の部分にも働きかけ、生命力で満たされる――。すばらしい感覚を体感していただきたいと思います。

みなさんもぜひ、今以上に体がいきいき、心ワクワク、魂キラキラと輝いていきましょう。

アーユルヴェーダアロマテラピーへの出会いで、あなたももっと健康に、幸せに。そしてそんな方々が増えることで、私たちが生きる世界そのものも美しく輝くことを、心から願っています。

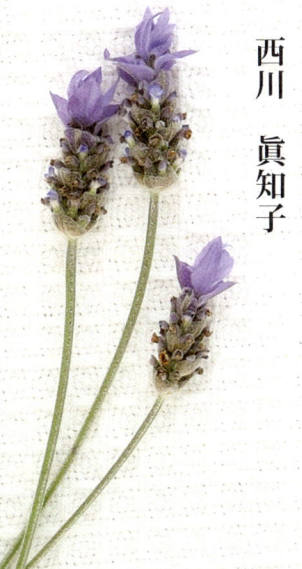

西川　眞知子

［本書の使い方］

まずPart1で「アーユルヴェーダアロマテラピーとはなにか」を知り、P44〜45のチェック表で、環境・体・心ごとの、あなたの今の性質を調べます。次に、あなたの不調や悩みに応じてP46〜125の対処法を確認し、解決に役立ててください。

環境・体・心に表れる不調や悩みの症状。P175には、症状から逆引きできるINDEXもあります。

この症状のときに使いたい、おすすめの精油。P137からの「精油ガイド」も併せてお読みください。

あなたの性質（ヴァータ・ピッタ・カパ）によって「なぜこの不調が起こるのか」と解決法を説明します。

眠れない（不眠）
【体】　　

安眠効果の高いラベンダーやカモミールを

安眠するためには、眠る前に精油を加えたお湯でゆっくりと半身浴を。ヨガの「眠れる英雄のポーズ」で心身の疲労を取り除くことも、ヒントになります。

昼と夜を逆転させた生活は、睡眠のサイクルが狂ってきます。これを修正するためには、朝起きたらすぐにカーテンを開けて、太陽を浴びて体を覚醒させること。逆に、夜はテレビやＤＶＤ、パソコンなどで目の前を明るくするのは入浴前まで。入浴後は部屋を暗くして神経をリラックスして、自然に眠りに入れるようにしましょう。

環境・体・心の分類、ヴァータ・ピッタ・カパの3タイプの分類がひと目でわかります。

【眠れる英雄のポーズ】
就寝前に精油の香りをかいでからこのポーズを1分程度保ってみましょう。

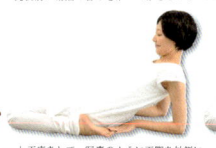

1　正座をして、写真のように両脚を外側にする。しっかりと息を吸い、ゆっくりと吐きながら上体を後ろに倒す。

2　そのまま倒しきる。お腹や背中ののびを感じるように、手を頭上で組む。心地よく感じる程度にポーズを保ち、元に戻る。

アーユルヴェーダのヨガやマッサージなどを使って、不調を改善します。症状や性質によって、ヨガのポーズやマッサージ法などが異なります。

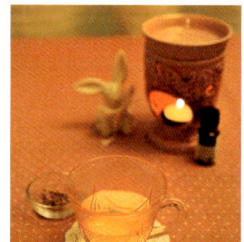

【眠る前にカモミールティー】
就寝前30分ぐらいに、鎮静の役目を果たすカモミールジャーマンのお茶を飲みます。部屋を暗くして、オレンジの精油を香らせると、眠りに誘われる効果が。ただし、火を使ったアロマポットを使う場合は、火を消してから眠りにつくようにしましょう。

精油やハーブを使って、香りでも不調の改善を行います。

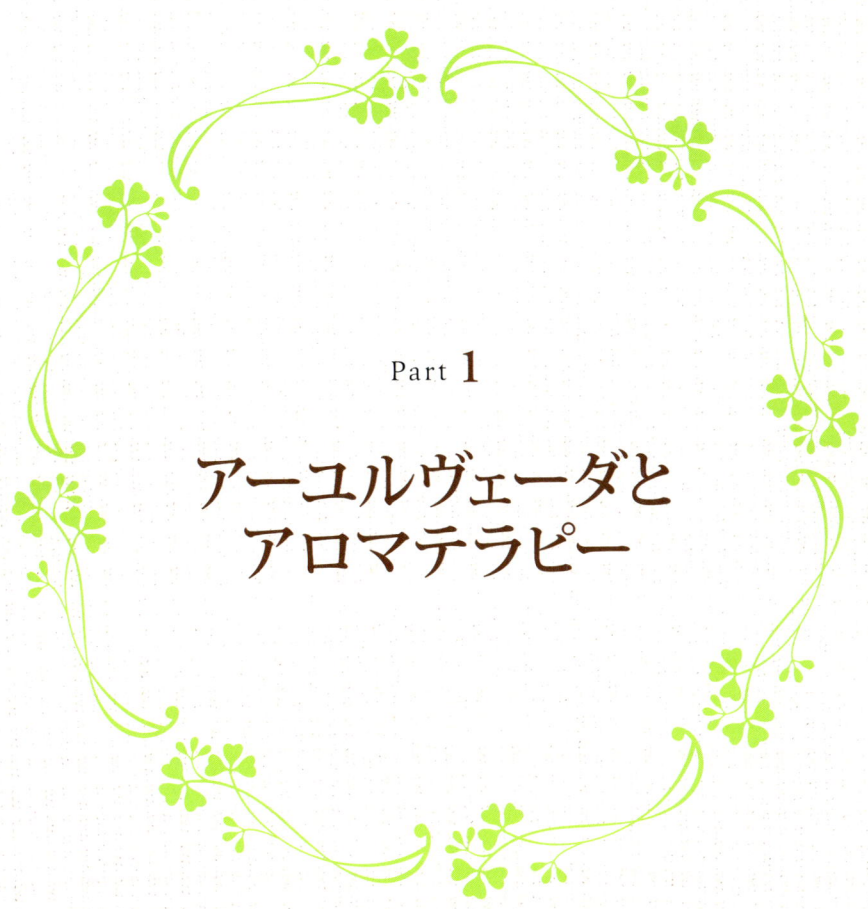

Part 1

アーユルヴェーダと
アロマテラピー

自然界はすべて5つの要素からできています

アーユルヴェーダとアロマテラピーを上手に組み合わせるために、アーユルヴェーダの基本を知っておきましょう。

自然界の5つの要素が私たちのエネルギーに

私たちを決定づけている5つの自然。それは、「地」「水」「火」「風」「空」です。それぞれのエネルギーの性質についてはP14以降で説明します。

そしてこれらの自然のエネルギーを受けて、私たち自身も、大地を支えるような地の力、流れるような水の力、太陽のような熱い火の力、行動力のある風の力、そして無限の空の力の可能性を持っているといえるのです。

ただ、その力は、いつもいつも同じとは限りません。環境によって、体の状態や心の状態によって、微妙に変化していきます。

アーユルヴェーダアロマテラピーを正しく知っていい結果を出すためには、まずはアーユルヴェーダについて知る必要があります。

アーユルヴェーダは難しい、と思っている方がいます。それはとても、残念なこと。たしかに、聞いたことのない言葉がたくさん出てくるので、戸惑うこともあるでしょう。けれど、考え方はとてもシンプルなのです。

「存在するすべてのものは、自然の5つのエネルギーからできている」「そして、その組み合わせによって、3つの性質に分けられる」——これがすべての基本です。

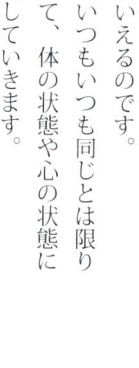
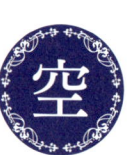
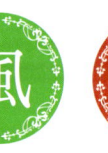
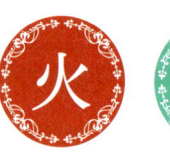
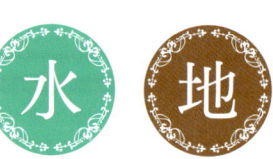

空　風　火　水　地

自分の体や心の声を聞くために

同じ人でも、明るく見えるときと、なんだか暗く見えるときがありますし、前向きなときも後ろ向きなときもあります。当たりまえのことですよね。あなた自身も常に変化しているはずです。

でも、そんな変化に気づかずにいると、自然界のエネルギーに翻弄され、自分を見失ってしまいます。

だから、今、自分はどんなエネルギーが多いのか、その結果、どんな性質になっているのか、自己確認できるようになるのが理想です。そうすれば、何かトラブルがあっても、「ああ、私は今こういう状態なのね、だから、こうすれば少しよくなるかも」と落ち着いていられるし、自分でふさわしい道を切り開くこともできるのです。

それにはまず、5つの自然のエネルギーについて知ることから始めましょう。次のページにわかりやすく示してみました。

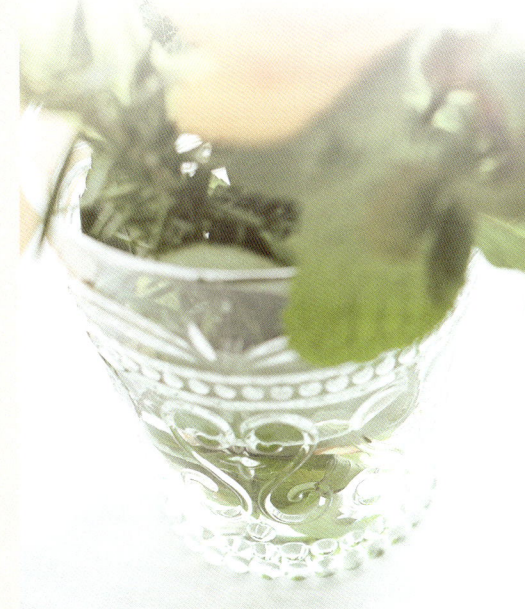

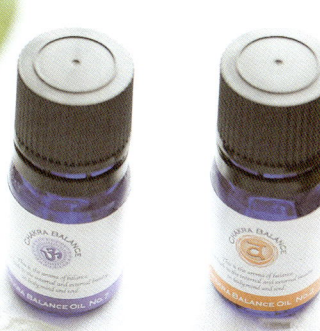

5つの自然エネルギーと その影響を知りましょう

5つの自然エネルギーの特徴とその影響は?

さて、それでは5つの自然エネルギーの特徴と、それが象徴するものや及ぼす影響について見ていきましょう。

「地」とは、私たちの基盤となって支えるエネルギーです。体でいえば、骨格や筋肉が地のエネルギー。心でいえば、思考や行動が落ち着いていて安定した精神力を指します。けれど、ともすると運動不足や頑固さを引き起こし、動きが鈍くなることがあります。

「水」はあらゆるものに浸透し、しなやかになじむエネルギー。血液やリンパ液など、体を流れる体液は「水」の影響を受けています。こ

属性
ひんやり、湿っている、なめらか、どろどろした、塩辛い、重い

環境・状態
湿り気、じっとりしている

体
リンパ液、体液全般、潤わせるもの、むくみ

心・性格
感情的、涙もろい

生活・生き方
なじむ、変化を乗り越える

食べ物
果物や野菜などみずみずしいもの

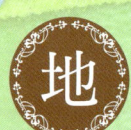

属性
安定、重い、遅い、硬い、密な、広大、甘い

環境・状態
おだやか、安定している、変化がない

体
骨格、筋肉、内臓系、がっちりしたもの

心・性格
集中できる、思いやりがある

生活・生き方
安定している、核がある、落ち着いている、風格がある

食べ物
根菜類、大きく密なもの

「火」には、あらゆるものを変化させる力があります。体温や消化力、酵素など、分泌や代謝に関わるものは、この火のエネルギーがつかさどっています。性格は情熱的で積極的、正義や道徳を重んじます。しかし、ときに嫉妬しやすい心を生むこともあります。

「風」には、何かを動かし、散らす働きがあります。体内では呼吸がこれに支配され、血液を風の力で流したり、心臓を動かしたりしています。風のエネルギーを受けている人は好奇心が強く、発想が豊か。逆にいえば、ひとつに集中できず、移り気な部分も。

そして、五元素の最後を飾る「空」は、天の空の意味のほか、「空間、スペース」の意味もあります。空っぽの器にはなんでも盛りつけられる、無限の可能性があります。体の面では鼻腔、口腔、胸腔などが空のエネルギー。見返りを求めず、ゆとりを持って生きているのが特徴ですが、反面、とりとめのなさも感じられます。

だわりすぎることなく、平和を愛し、順応性が高いのが心の特徴。しかし、頼りすぎや自立心のなさが心配なこともあります。

属性
あらゆる可能性を持つエネルギー

環境・状態
広々としている、とりとめのない

体
鼻腔、口腔、腹腔、胸腔など

心・性格
あっけらかんとしている

生活・生き方
こだわらない

食べ物
小さい種のある野菜、空洞がある軽いもの

属性
自由に動く、変わりやすい、乾燥、軽い、苦い

環境・状態
乾燥している、変わりやすい、風が強い

体
神経、循環、細く骨張っているもの

心・性格
直感が鋭い、人と交流するのが好き

生活・生き方
よく動く、空想にふける、情報に敏感

食べ物
葉野菜、乾燥した豆類、苦い味のもの

属性
情熱的、熱い、鋭い、変わりやすい、辛い、臭い

環境・状態
熱い、太陽のまぶしさ

体
代謝、体温、消化力、酵素

心・性格
勇気、効率的、気づきを大切にする

生活・生き方
曲がったことがきらい、思い込んだら情熱的に進む

食べ物
辛いスパイス、脂っこいもの、酸っぱいもの、塩味や酸味のあるもの、熱いもの

5つの自然エネルギーの組み合わせが3つの性質を作ります

5つの自然エネルギーの特徴や要素を解説しましたが、あなたはどのエネルギーに影響されているのでしょう。

たとえば「私はのんびり屋だから『地』かな」と思っても、「涙もろいから、やっぱり『水』?」などと迷ってしまうこともあるでしょう。でも、これもまた、正しいのです。

人間はさまざまな要素を持ち、それらが複合的に作用してその人らしさを作っています。だから、ひとつのエネルギーだけに影響され続けることはありません。

アーユルヴェーダでは、ヴァータ、ピッタ、カパという3つの性質を大事にし、これによって説明されますが、この3つの性質は、5つのエネルギーが組み合わさって出てくるものです。

「ヴァータ」「ピッタ」「カパ」を覚えよう

アーユルヴェーダの3つの性質……それは「ヴァータ」「ピッタ」「カパ」です。

ヴァータは、風と空のエネルギーの組み合わせで表され、上空をふわふわ漂う風のように、自由に動く運動の性質を持っています。

ピッタは火と水のエネルギーの組み合わせです。一見正反対のエネルギーの組み合わせのようですが、火力を調節する役目を持ちながらも上に向かう火のような熱い性質を示します。

カパは地と水のエネルギーの組み合わせから生まれます。このふたつが結びつくことで、地がより固まるため、大地のように落ち着いた性質だといわれます。

5つのエネルギーと3つの性質の関係

ここまで説明してきた5つのエネルギーは、互いに組み合わさって、アーユルヴェーダの3つの性質となります。その相関関係を表すのが以下の図です。

ピッタ *Pitta*
火と水のエネルギーのピッタ。火力を水で調節しながら生活しますが、基本は上に向かう火のような熱い性質です。

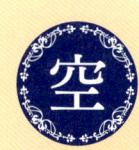

ヴァータ *Vata*
風と空のエネルギーが合わさったのがヴァータ。上空をふわふわ漂う風のように、物事を動かす運動の性質を持っています。

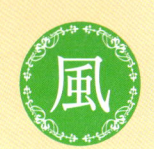

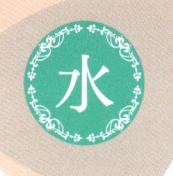

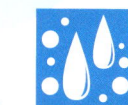

カパ *Kapha*
地と水のエネルギーが結びついたカパ。大地は水によりしっかりと固まり、落ち着いた地に足のついた性質となります。

ヴァータってこんな性質

型にはまらない自由で豊かな想像力

風と空のエネルギーで、軽やかにテキパキと動くヴァータ。でも、動きすぎると体や心に支障が……。

軽やかな行動力が持ち味だけれど「軽やかすぎる」と……

風のように軽く動き、空のように自由なヴァータ。想像力に富み、理解が早く、順応性も高いので、学校や職場、家庭においても、「都会的に輝く存在」として注目されるでしょう。

ヴァータがバランスよく働いているその瞬間は、軽やかな充実感を味わうことができます。でも、ヴァータが増えすぎたら、要注意。忙しすぎて衝動的になり、ストレスを受けやすく、気分的にも体力的にも不安定になりがちです。軽やかに楽しく行動していたはずが、疲労感や緊張感や恐怖から不安になり、空虚感を味わって、落ちこんだり、衝動的になりやすくなるかもしれません。つい無駄な買い物をしてしまうなど、お金を浪費することも。そうなると、せっかく周囲に好印象を与えていたのに、逆効果になってしまいます。

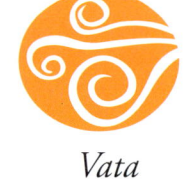

Vata

	ヴァータ	
	心の特徴	体の特徴
ヴァータのいいところ	快活、機敏、豊かな想像力、順応性が高い、理解が早い	機敏で速い行動、スリム、傷の治りが早い
ヴァータの悪いところ	気分が変動、不安、緊張、衝動的、空虚感	便秘、冷え、痛み、不眠、皮膚の乾燥

冷えと乾燥に注意
緊張型頭痛や腰痛も

「冷たい」「軽い」「乾く」などがキーワードのヴァータ。バランスがいいときは傷の治りも早く、いきいきと暮らせます。でも、ヴァータが増えてしまうと、手足が冷えてカサカサになったり、髪が乾燥してフケや枝毛が増えることに。潤いには常に留意して、保湿したいですね。

また、健康面でも、ヴァータが増えすぎると緊張性頭痛や腰痛、肩こり、冷え性、生理不順など「現代病」といわれる症状に振り回されやすくなり、体の痛みが起こりがちです。「動き」に象徴される体の器官にも支障が起こることも。心臓や血液の流れなどの神経系や循環器系のトラブルに注意してください。

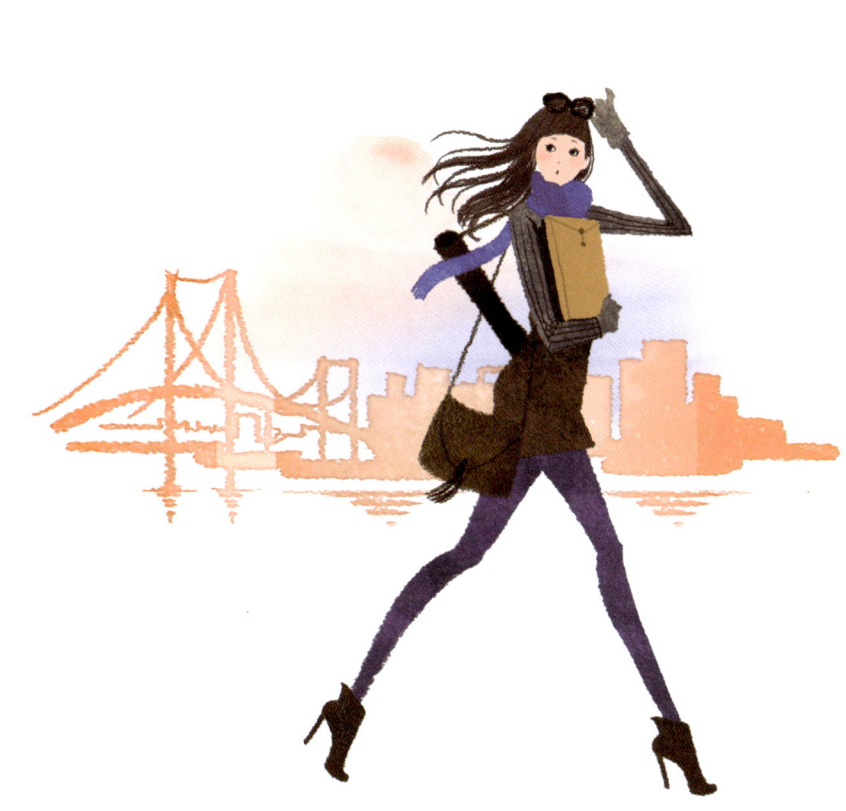

ピッタってこんな性質

情熱的で華やか 目標に向かって突き進む

燃える火のエネルギーと火力を調整する水のエネルギーを持ち、チャレンジ精神が旺盛。空回りしないといいけれど……。

知的で機転が利き、前向きに行動する

ピッタが強いときは、なんだか気持ちが高揚しています。情熱的な火のエネルギーが優性なので、燃えるような熱い野望で目標達成に向かっていきます。また、火力を調節する水の力も併せ持っているため、ただ突き進むだけでなく、知的で機転が利き、無駄なく行動や話ができます。とても能力が高く、仕事先や学校、仲間たちの間でも、期待できるリーダーとして認められるでしょう。

しかし、ピッタが多くなりすぎるとなにかと批判的になり、完璧主義になって敵を作りやすい傾向に。知性を象徴した鋭い瞳にはメラメラと闘争心や批判的精神がみなぎり、周囲の人たちが引いてしまうかもしれません。それがストレスになってイライラと怒りっぽくなったり、嫉妬深くなったり、見栄っ張りな部分も出てくるでしょう。

Pitta

	心の特徴	体の特徴
ピッタの いいところ	知性的、情熱的、勇敢、リーダー的、チャレンジ精神	快食・快便、体の柔らかさ、皮膚の輝き
ピッタの 悪いところ	怒りっぽい、批判的、破壊的、完璧主義、見栄っ張り	皮膚発疹、ニキビ、胸焼け、多汗、目の充血、下痢

消化や肌の
トラブルにはご用心

ピッタは快食・快便、皮膚にも輝きを与えます。でも、夏の暑さに弱く、体内に熱がこもり、それをなんとかしようと汗をたくさんかくことが多いでしょう。湿疹やじんましんが増えたり、日焼けしすぎたりする皮膚トラブルには用心してください。

皮膚トラブルには内臓と関係するものもあります。日頃は消化能力が高いのですが、消化が強すぎて胸焼け、肝臓や胆嚢、胃腸の病気を引き起こすこともあります。

また、消化酵素の働きにも関わり、さまざまな意味で交換と代謝の力を左右します。目の充血や抜け毛、白髪なども気になります。
ピッタが強くなりすぎないように、うまく調整できるといいですね。

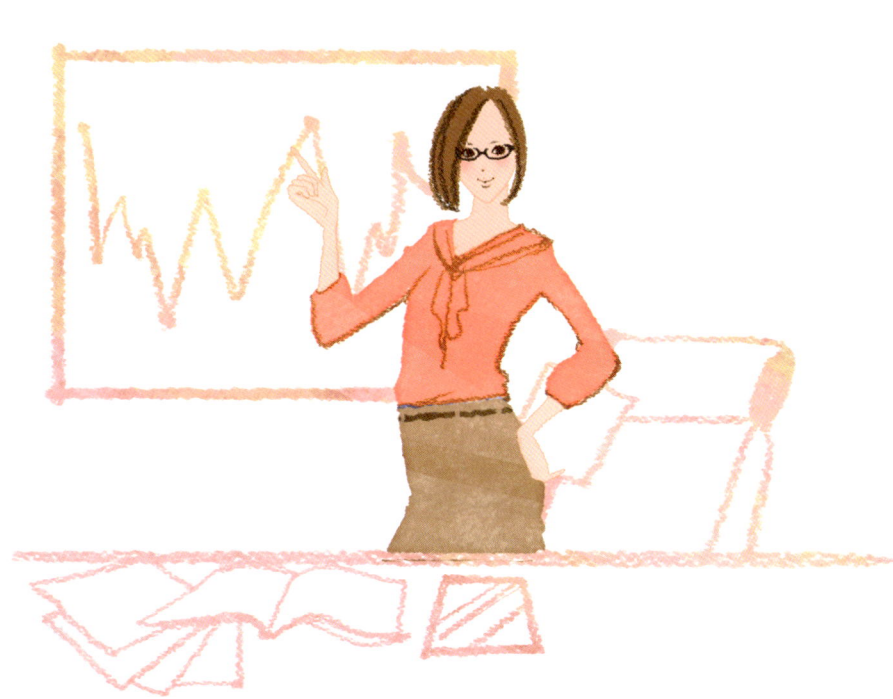

カパってこんな性質

穏やかで寛大
辛抱強く課題に取り組む

土を水のエネルギーでしっかりとかため、揺るがない大地のような安定感が。でも、カパが増えすぎると保守的に……。

Kapha

慈愛に満ちているけれど執念深さも……

カパの性質が高まっているときは、落ち着いて寛大でいられます。地のエネルギーを持ち、それを水でしっかりと固めるので、大地のようにどっしりと安定し、穏やかです。少しめんどうなことでも辛抱強く落ち着いてじっくり取り組むので、着実に課題を成し遂げられ、周囲からも信頼されます。

でも、カパが増えすぎると、こうした長所が裏目に出ることもあります。「何事もコツコツじっくり取り組み、早くはないけれど確実にこなす」性質が「思考が鈍くなっておおざっぱになり、そのくせ頑固で保守的」な性質に。辛抱強いのはいいけれど執念深くなり、人の意見に耳を貸さず、独善的・保守的になってしまったり。こうなると、周囲との摩擦が起きてしまいそうです。

カパが増えすぎないよう、自覚して過ごすことが大事になります。

	心の特徴	体の特徴
カパのいいところ	慈愛、献身的、辛抱強い、落ち着き	体力・持久力がある、体格のよさ、深い睡眠
カパの悪いところ	こだわる、おおざっぱ、保守的、鈍感	だるさ、眠気、鼻水・鼻づまり、口内が甘い、痰が多い

湿度に弱いカパ
むくみやだるさに要注意

　カパが優性なときは体調もよく、持久力も高く、健康でいられます。筋肉や内臓の状態もよく、肩こりや胃痛知らずで過ごせます。でも、カパが強くなりすぎてアンバランスになると、地の持つ重さや遅さなどの性質で、だるさや眠気が表れます。何かやることがあるのについつい眠ってしまい、少し食べても太るようになって、むくみも出やすくなります。

　アレルギー性鼻炎や鼻づまり、また、気管支炎やぜんそくなど呼吸器疾患にも注意しましょう。湿気に弱いために、関節の異常も起こしやすくなります。

　蓄積が得意なカパですが短所になると、体や心になんでもかんでも貯めこむことに。イヤなことも忘れず、根に持つことになりかねません。

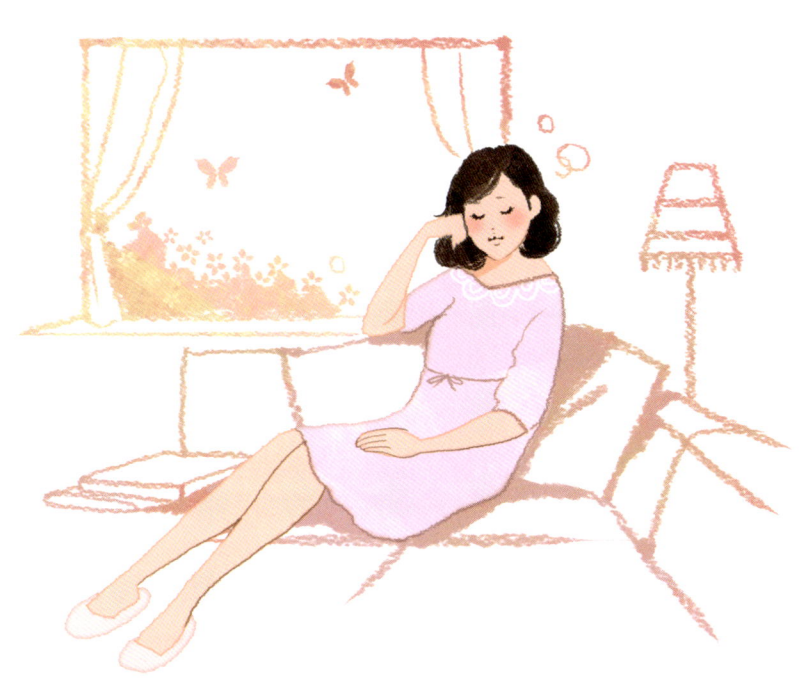

3つの性質は時間や年齢によって変化する

ヴァータ・ピッタ・カパは、毎日の時間帯や、生涯の年齢によっても変化します。事前に確認しておいて、トラブルを防ぎましょう。

カパの影響で朝からどんより憂うつに？

実は、ヴァータ・ピッタ・カパはいつも固定されているわけではありません。「今日は乾燥してヴァータが多いかな」「今日は動きが遅いからカパに傾いているかも」と、日によって違うと感じるでしょう。

また、時間帯でも変わってきます。みずみずしく穏やかな早朝は、カパの影響を受けやすいもの。カパが強すぎると気分が重く、食欲もない状態に。日中の10時から14時まではピッタの影響が強く、行動的になりますが、影響が強すぎるとイライラしがち。14時から18時は、仕事や家事にとフットワークも軽く多くのことをこなしますが、ヴァータが増えすぎるとまとまりのない行動でトラブルが起きてしまう……。

さらに、それぞれのエネルギーのバランスは、年齢によっても変化します。どれかひとつが強すぎてしまうと、トラブルや病気につながり、充実した人生を送りにくくなるでしょう。

だからこそ、自分が今、どのエネルギーに支配されているのかが大切です。そして、時間や年齢を追うごとに自分がどう変化しているかを自己確認して、トラブルを未然に防いでいけるといいですね。

生涯にわたるエネルギーや性質の変化

年齢を重ねることでも性質やエネルギーのバランスは変化します。年齢に合わせたライフスタイルを送りましょう。

カパ *Kapha*
構造作用を持つ地と水が優性で、体を始め、人生の礎となる年代。カパの過剰で気管支炎や小児ぜんそくになりやすい。

40　　　　20　　　　0(歳)

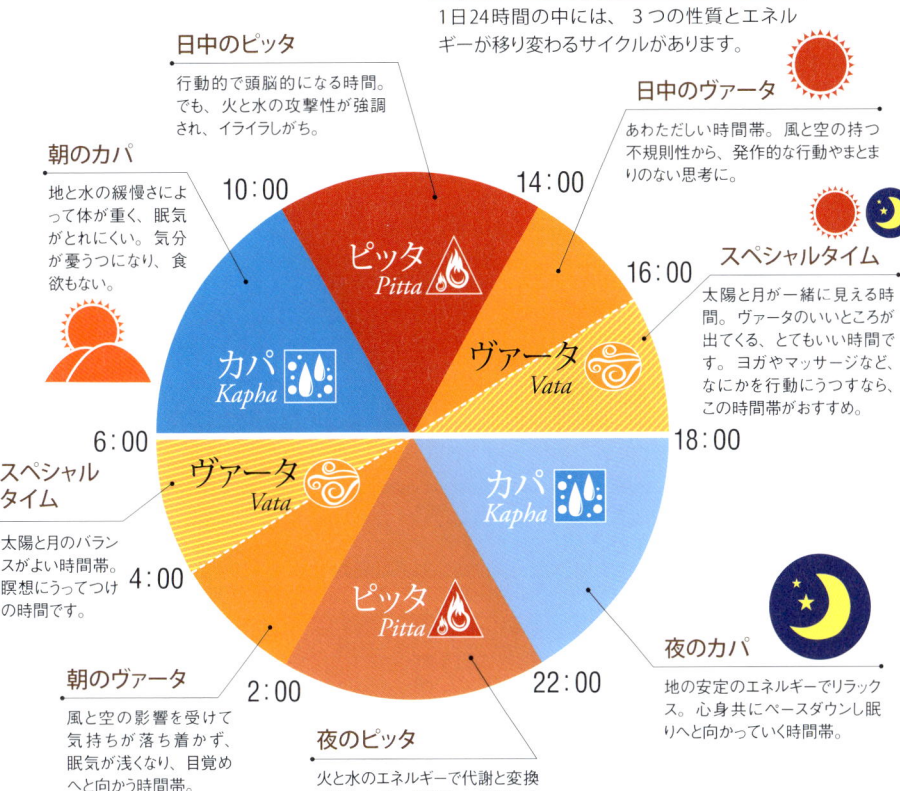

1日の中のエネルギーや性質の変化

1日24時間の中には、3つの性質とエネルギーが移り変わるサイクルがあります。

日中のピッタ
行動的で頭脳的になる時間。でも、火と水の攻撃性が強調され、イライラしがち。

日中のヴァータ
あわただしい時間帯。風と空の持つ不規則性から、発作的な行動やまとまりのない思考に。

朝のカパ
地と水の緩慢さによって体が重く、眠気がとれにくい。気分が憂うつになり、食欲もない。

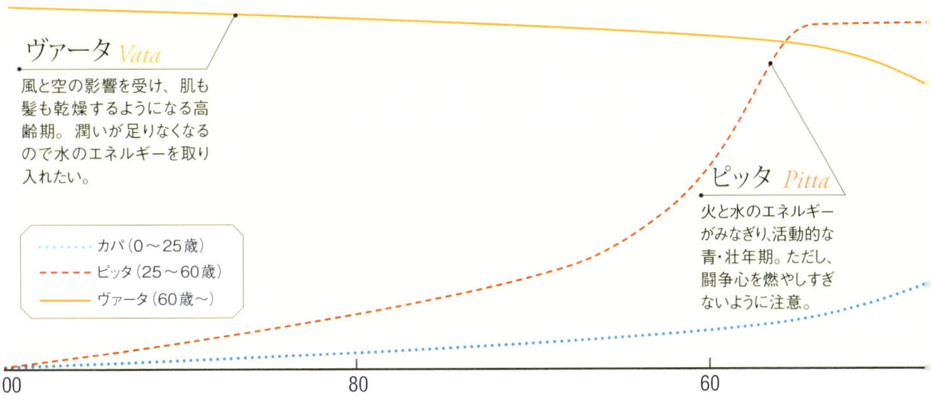

スペシャルタイム
太陽と月が一緒に見える時間。ヴァータのいいところが出てくる、とてもいい時間です。ヨガやマッサージなど、なにかを行動にうつすなら、この時間帯がおすすめ。

スペシャルタイム
太陽と月のバランスがよい時間帯。瞑想にうってつけの時間です。

夜のカパ
地の安定のエネルギーでリラックス。心身共にペースダウンし眠りへと向かっていく時間帯。

朝のヴァータ
風と空の影響を受けて気持ちが落ち着かず、眠気が浅くなり、目覚めへと向かう時間帯。

夜のピッタ
火と水のエネルギーで代謝と変換が行われる。熟睡し、美肌を作る大事な時間帯。

ヴァータ *Vata*
風と空の影響を受け、肌も髪も乾燥するようになる高齢期。潤いが足りなくなるので水のエネルギーを取り入れたい。

ピッタ *Pitta*
火と水のエネルギーがみなぎり、活動的な青・壮年期。ただし、闘争心を燃やしすぎないように注意。

凡例：
- カパ（0〜25歳）
- ピッタ（25〜60歳）
- ヴァータ（60歳〜）

アーユルヴェーダの基本をアロマテラピーに生かす

植物の香りの力を用いるアロマテラピーと、伝統医学のアーユルヴェーダ。
ふたつを有機的に融合すると、すばらしい力が生まれます。

植物のエキスを有機的に活用する

さて、アーユルヴェーダの基本となるヴァータ、ピッタ、カパの特徴を理解していただけたでしょうか。

実はアーユルヴェーダの伝統医学では、ヴァータ、ピッタ、カパのバランスを保つために、自然界の植物のエキスを治療のなかでおおいに活用してきました。一方、みなさんがよくご存じの西洋式アロマテラピーも、その歴史をさかのぼると、起点のひとつはアーユルヴェーダの伝統医学につながっているといわれています。

この共通点に着目し、かつアーユルヴェーダの基本をしっかりと把握した上でアロマテラピーの精油を美容や健康に活かすと、非常にすばらしい結果が得られます。つまり、従来、アロマテラピーで使用される精油をヴァータ、ピッタ、カパに最適かどうかを考慮した上で「ふさわしい精油やその使い方」を考えるのです。

たとえば、西洋医学では、症状を中心に薬を処方しますが、中国の医学では、人間の体の陰陽を重要視し、体質や体調に合わせて漢方薬を処方します。アーユルヴェーダアロマテラピーの考え方は、これと似ているといえるでしょう。

温性・冷性、乾性・湿性に精油を分類する

アーユルヴェーダでは、まず、精油を温性か冷性か、乾性か湿性かをみて分けた上で、どの精油がヴァータ、ピッタ、カパに最適なのかを考えます。

温性か冷性かという分類は、その精油が温める性質を持つか、冷やす性質を持つかということです。精油の芳香化学成分を見て分類しています。

乾性か湿性かについても分類します。湿性の精油は水と親和性が高く、浴槽に入れるなどに適しています。一方、乾性の精油は特に水になじみにくい性質を持つとされます。

※ 精油の温性・冷性、乾性・湿性の分類

精油を温性・冷性、乾性・湿性に分類すると、地・水・火・風・空、さらにヴァータ・ピッタ・カパの性質の手がかりが見えてきます。ただし、この分類だけでヴァータ・ピッタ・カパの性質のすべてがわかるわけではありません。

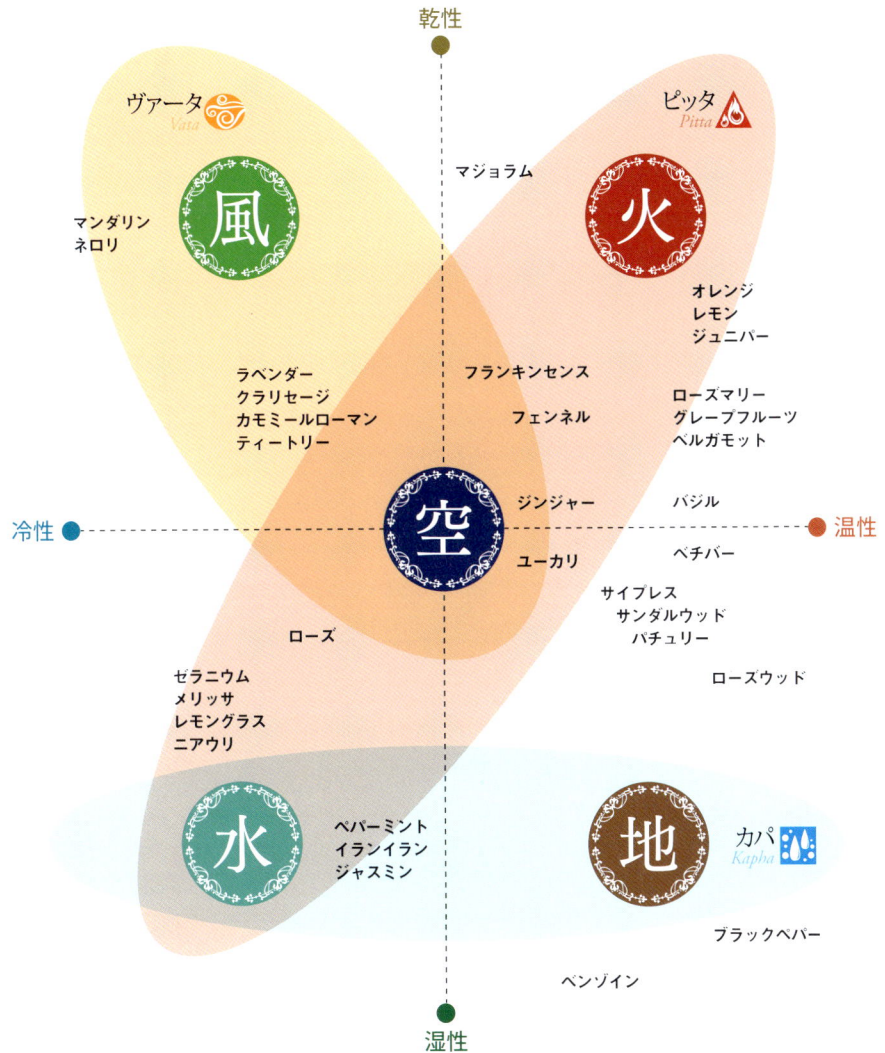

ヴァータが過剰なときに使いたい精油

「動き」「軽い」「冷たい」という特性を持つヴァータには、甘さや酸味を持つ、温かく優しい力が大切です。

温性、湿性の精油を使って潤いを

ヴァータが過剰なときは、乾燥し、体が冷えていることが多いもの。そんなときは、もう少し体に潤いを与え、体も温めてあげることが原則です。

左の図を見てください。多すぎるヴァータのバランスをとるためによい精油は、温性、湿性に近い部分をとることになります。

図で見るともっとも色の濃い「最良」の部分、ローズウッドやブラックペパーなどがこれにあたります。動き回りすぎて落ち着かないときは、ベチバー、サンダルウッドなどがよいでしょう。その次に色の濃い「良好」の部分もヴァータ過剰におすすめです。

逆に、図の薄い色の部分にある冷性、乾性の精油を使うと、体調や気持ちがかえって不安定になることもあります。たとえば、体が冷えているのに、冷性、乾性の精油を使うと、ますます冷えてしまうことが……。

しかし、冷性、乾性であっても、精油自体の特性がヴァータ過剰の症状に効果的に働くため、使ってもよい、おすすめしたい精油もあります。高いリラックス効果があるラベンダーなどが代表格です。揮発速度の遅いベースノートは、軽く動きやすいヴァータを安定へと導きやすくします。落ち着きと安定の力を取り込んでいきましょう。

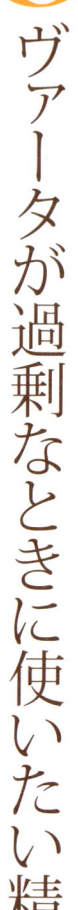

ヴァータのバランスを正すイメージ。最適な精油とともにピンク系の色や花柄などを取り入れましょう。

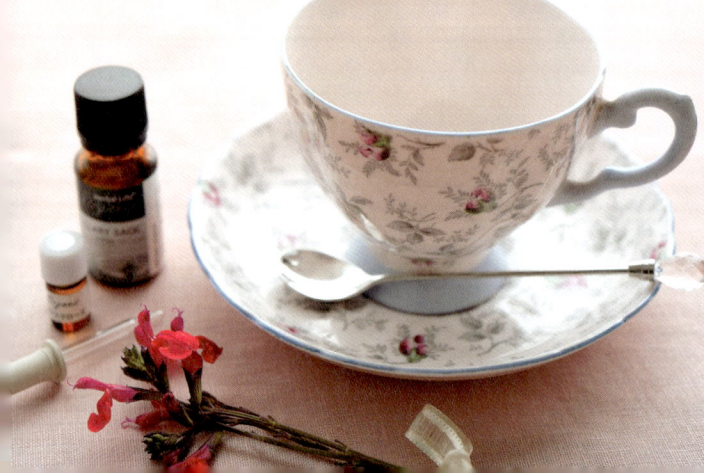

※ 過剰なヴァータを正すための精油

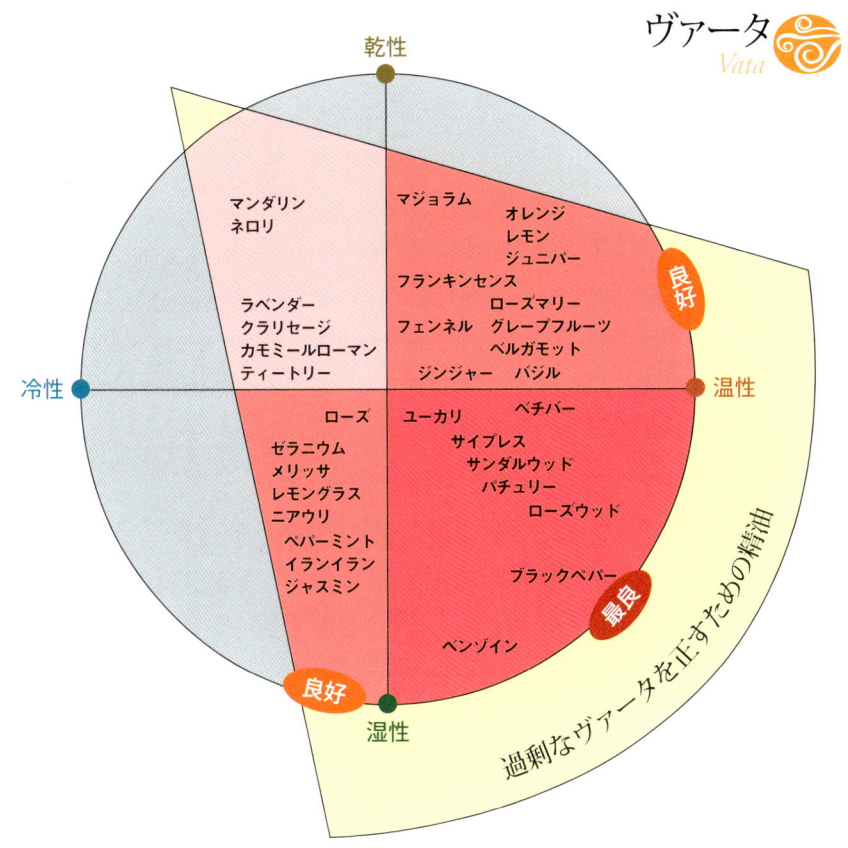

温・冷、乾・湿性の特性以外から選ぶ場合

キーワード 安定と重み

* 根や心材からとれた重厚なベースノート（ベチバー、サンダルウッドなど）
* 甘く、酸味のある香り（フローラル系、柑橘系）
* リラックス効果のあるの精油（ラベンダー、ベンゾインなど）

ピッタが過剰なときに使いたい精油

ピッタのイメージは「燃える火」。過剰になると火が多くなります。加熱した火をしずめていく、涼やかでさわやかな香りを使ってみましょう。

冷性、乾性の精油でクールダウンする

火と水のエネルギーに支えられるピッタは、過剰になると体が熱く、湿った感じになります。そんなときには、冷性、乾性の精油を使うことが大切です。図の濃いブルーにある精油を使うといいでしょう。

乾性でなくても、図の左半分にある冷性の精油には原則的に熱をさますという性質があります。

特に夏の暑い時期、日焼けしすぎたときなどは、冷性の解熱剤としてカモミールローマンやラベンダーなどがよいといわれます。

また、ピッタが強すぎるときは、苦味のあるものをとるといい、といわれます。

苦味は、発熱や感染、炎症、過酸症など、ピッタ過剰の典型的な症状をしずめてくれます。食べ物として苦味のあるものをとるほか、ニアウリなどの苦味の性質を持つ精油を使うといいでしょう。ただし、使いすぎると体力を消耗させますので、適度な量を使うようにしましょう。

そのほか、冷性、乾性の特性以外でも、症状に合わせて使う精油もあります。利尿作用のあるサンダルウッドなどは、ピッタの熱を減らし、肝臓を冷ます働きもあるようです。また、ペパーミントも、ピッタが過剰なときに清涼感を与え、胃腸の乱れなどにも効果的です。

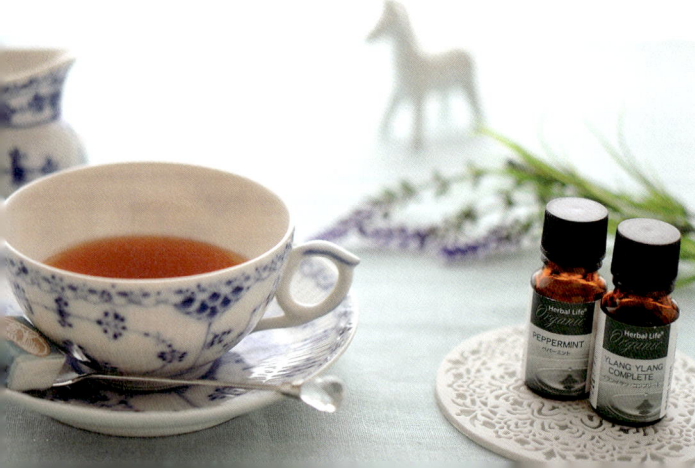

ピッタのバランスを正すイメージ。最適な精油とともに青系の色や丸く落ち着く形などを取り入れて。

※ 過剰なピッタを正すための精油

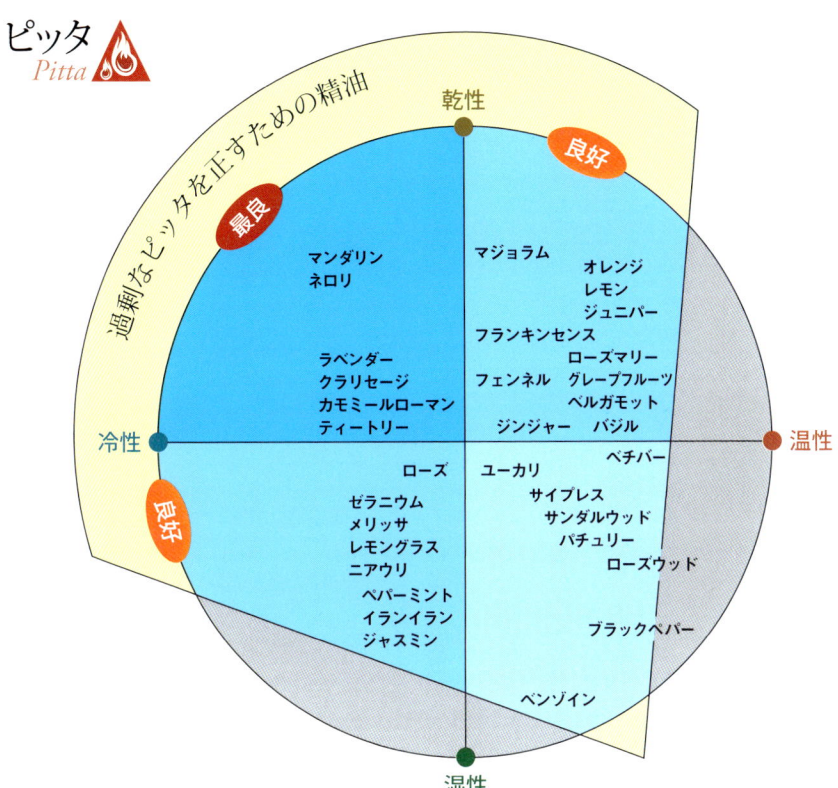

温・冷、乾・湿性の特性以外から選ぶ場合

キーワード 冷とマイルド

* 茎や葉からとれたやさしいミドルノート（ペパーミント、ラベンダーなど）
* やや苦みのある、グリーンノートのもの（ハーブ系）
* 冷却、鎮静効果のある精油（カモミールローマンなど）

カパが過剰なときに使いたい精油

カパが過剰になると、冷性、湿性の特徴が目立つようになります。重い鎧を脱ぐように、リズミカルで元気なイメージの精油を使ってみましょう。

温性、乾性の精油で軽やかに活性化を

カパは地と水のエネルギーが優性なので、冷性、湿性の性質を持っており、体が重くなる、むくみやすいなどの特徴が。カパが強いときには、温性、乾性の精油を使うことがおすすめです。図で見ると、オレンジ、ジュニパーなどがこれにあたるでしょう。

水分が多すぎてカパが増えているときは、特にジュニパーやブラックペパーなどがいいようです。これらの精油には利尿作用や発汗作用があるといわれています。使いすぎによる冷えに注意し、温性のものを利用するといいでしょう。

特に温性の刺激剤としてジンジャー（ショウガ）はおすすめ。スパイスとして料理などにも使うといいですね。

カパが増えすぎると、代謝が悪くなります。ジンジャーなどの精油は、代謝を促す作用も期待されます。また、ユーカリはせきをしずめる、リンパの流れを促すなど、カパには有効とされます。温性、乾性の特性以外の精油も使い方次第で、体調の改善などに役立つでしょう。

揮発速度の速いトップノートも、カパ過剰に効果的です。シャキシャキと動いて、停滞したエネルギーをパワフルに変えていきましょう。

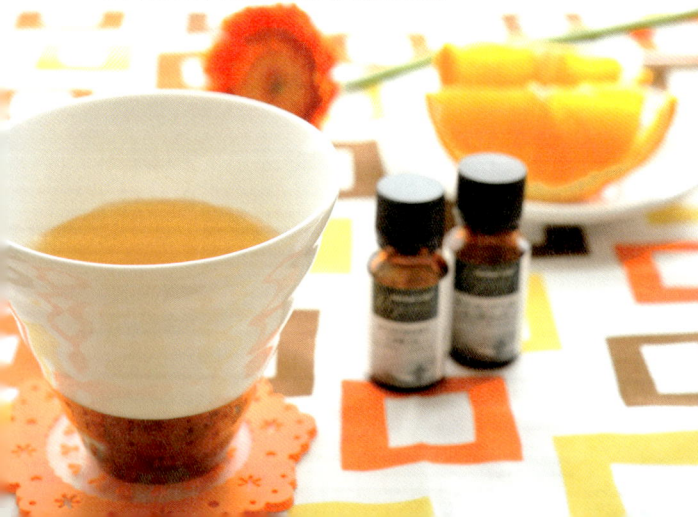

カパのバランスを正すイメージ。最適な精油とともにオレンジ系の色や不安定な柄や形などを取り入れて。

※ 過剰なカパを正すための精油

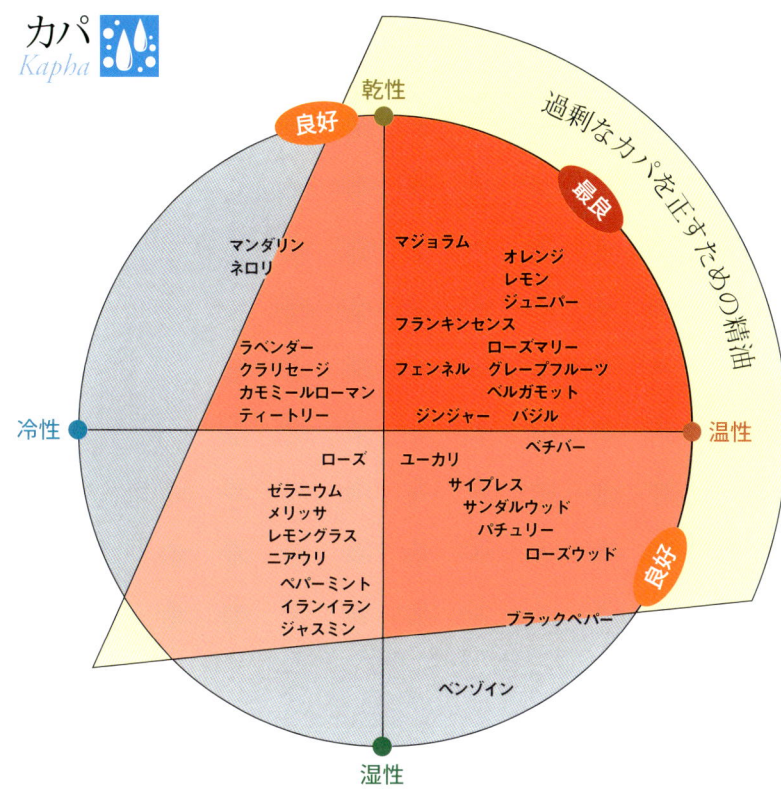

温・冷、乾・湿性の特性以外から選ぶ場合

キーワード 軽やかさとリズム

* 葉、樹木からとれた、トップノート（ティートリー、ユーカリなど）
* 渋く辛くスパイシーで、スッとする爽快なもの（スパイス系）
* デトックス効果のある精油（ジュニパーなど）

精油の使い方とベースオイルについて

アーユルヴェーダアロマテラピーでは、体と心の「今」の性質に最良な精油とベースオイルをセレクトします。

ベースオイルと混ぜてマッサージを

精油は植物のエキスを凝縮したものですから、肌への刺激が強く、直接肌に触れさせることはおすすめできません。使用するときは薄める（希釈する）ことが必要です。

たとえば、香水やルームフレグランスのような形で使う場合には、精製水と無水エタノールを使って希釈します。

また、マッサージオイルなどに使用するときには、植物から抽出したオイルを基材＝ベースオイルとして使います。精油はおおむね油によく溶ける性質なので、精油となじみやすい油を使うことで、

マッサージの効果を精油の作用で高めることができます。

ベースオイルは、キャリアオイルとも呼ばれます。「キャリア」には「運ぶもの」という意味があり、精油成分を体内に運ぶ役目をする、という意味合いで使われます。

ヴァータ、ピッタ、カパにふさわしいベースオイルを

アーユルヴェーダアロマテラピーにおいては、このベースオイルもヴァータ、ピッタ、カパそれぞれの性質にふさわしいものを選ぶことができます。

たとえば、ヴァータが過剰で体が乾いて冷たくなっているときは、体を温めて

くれる少し重めのオイルが適しています。セサミ油がいいでしょう。

ピッタは熱を持ち、水分も多い状態ですから、さわやかなグレープシードオイルが適しています。

そして、カパが多いときは、自らが重めで湿性ですから、軽やかなスイートアーモンドオイルが適しています。

ふさわしい精油とオイルとの相乗効果で、マッサージによるトリートメント効果がグンと高まるでしょう。

それぞれにふさわしく、はじめての方でも使いやすいベースオイル、精油、そしてハーブを下にあげました。

「どうしてもこの香りは苦手」という人もいると思いますので、精油については、代替のものも示しておきました。参考にしてみてください。

必ずこの精油やオイルを使わなければならないわけではありません。まずはお手持ちのものから始めてもOK。自分が心地よく感じることが大切です。

ヴァータ Vata

精油	ラベンダー、オレンジ
ベースオイル	セサミ油（特に太白ゴマ油）
ハーブ	ジンジャー

POINT
リラックス
落ち着き
温かく、
優しい

ピッタ Pitta

POINT
冷却
鎮静
涼しく、
ゆるやか

精油	ペパーミント、イランイラン
ベースオイル	グレープシードオイル
ハーブ	ハイビスカス

カパ Kapha

精油	ユーカリ、ローズマリー
ベースオイル	スイートアーモンドオイル
ハーブ	レモングラス

POINT
活性
元気
温かく、
パワフル

アロマテラピーの楽しみ方いろいろ

アロマテラピーを楽しむ方法はたくさん。好みの方法や、アーユルヴェーダの考え方に基づいた方法を取り入れて。

さまざまなアロマテラピーの手法を知っておく

アロマテラピーの手法はさまざまです。アロマポットでお部屋に香りを満たす方法もあれば、精油を香水のように使う方法もあります。それぞれに適した使い方があり、P46からご紹介しますが、簡単な使い方についての分類をあらかじめ知っておくといいでしょう。主な使い方は次のとおりです。

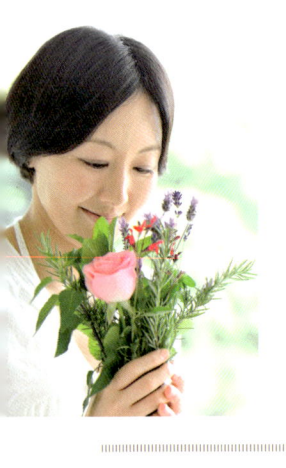

1 入浴（アロマバス）
穏やかにリラックス

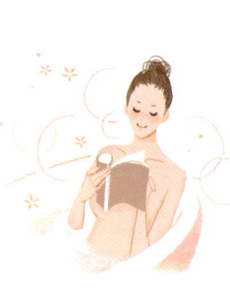

入浴するときに、適した精油を浴槽に落とすとリラックスや元気の回復が期待できます。湿性の精油を使うといいでしょう。浴槽の大きさにもよりますが、5滴程度で十分です。
また、浴槽による全身浴や半身浴のほか、洗面器などで手浴、足浴をするのもいいでしょう。

2 芳香浴・蒸気吸入
香りを楽しむ

芳香浴は、精油を気体の状態で鼻から粘膜に運びます。精油のびんを開けて香りをかぐだけでも芳香浴になりますし、お湯を入れたマグカップに1～3滴落としてその湯気とともに香りを楽しむ方法などがあります。
また、ハンカチなどに精油を1滴落として香りをかぐ方法も、手軽に楽しむことができます。

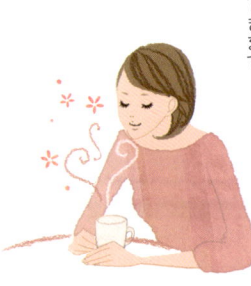

36

3 湿布
伝統医学で使われる方法

精油は水より200倍も速く皮膚に浸透するといわれます。洗面器に張った水かお湯に1〜3滴の精油を混ぜ、そこに小さなタオルやガーゼなどを浸してよく絞り、必要とする箇所に当てます。

ほてっているときには冷水を使う冷湿布、活性化したいときにはお湯を使う温湿布が最適です。また、ヴァータが強いときには温湿布、カパが強いときには温冷湿布を交互にすると、バランスがとれます。ピッタが強いときには冷湿布がいいでしょう。

4 散布・拡散
空間を楽しむ

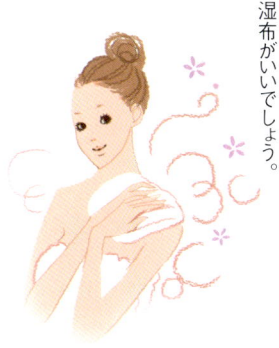

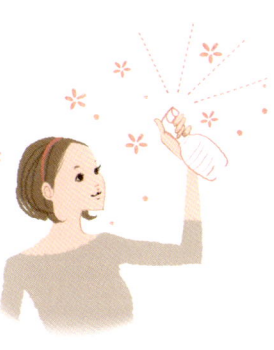

芳香浴の手法として、スプレー容器に入れて部屋に散布すれば、乾いた部屋を水分と香りで満たすことができます。この場合、95mlの精製水と5mlのエタノールに10滴ほどの精油を落として混ぜて使いましょう。容器は、化学薬品に強いものを選んだほうが無難です。

このほか、ディフューザーやアロマポットを使うのもよいでしょう。キャンドル式のアロマポットは火災に気をつけながら使いましょう。

お香に精油を垂らすのも、ルーム・フレグランスの楽しみ方のひとつです。

5 マッサージ
体の状態に合わせて

ベースオイルに精油を溶かし、それを使って体に直接、ゆっくりと浸透させる方法です。それぞれの精油や体と心の性質に適したマッサージ技法がありますので、P46からの各項を参照してください。

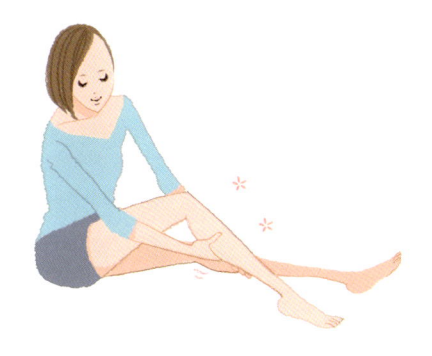

COLUMN

日本の気候や日本人の気質にもぴったり合う
日本のアーユルヴェーダは「和（わ）ゆるヴェーダ」

日本には四季がある

アーユルヴェーダは、インドで生まれた伝統医学です。それを日本に取り入れる場合は、日本ならではの気候や、日本人の気質を念頭に置くことが大事です。

まず、暑いインドに比べ、日本には四季があります。季節によるエネルギーの変化をしっかりとらえましょう。

● 春……固まった地がゆるんで、地と水のエネルギーが活発に。

● 梅雨時……水のエネルギーが過剰に。

● 夏……火のエネルギーが強くなり、気候も体も熱くなる。水が増えすぎると、体が冷え、消化力が落ちる。

● 秋……風と空のエネルギーで食欲増加。芸術的意欲も増すが、情緒不安定に。

● 冬……風のエネルギーで冷えと乾燥が増え、地の力で固まりやすくなる。肌の状態に注意。

生活の知恵はすばらしい

こうした四季のエネルギーの変化に対して、日本人は昔から、生活の知恵を持ちながら対処してきました。

冬の乾きから解放される春には山菜の苦味で体を穏やかに活性化させ、夏はそうめんなどで消化力の低さに対処しながらも熱い日本茶で体を温める。秋には木の実などで体をつけ、冬の寒さは鍋を囲んで乗り切り、ショウガやネギで体を温めたり、山椒をピリリと効かせた料理で体を活性化させたりする。

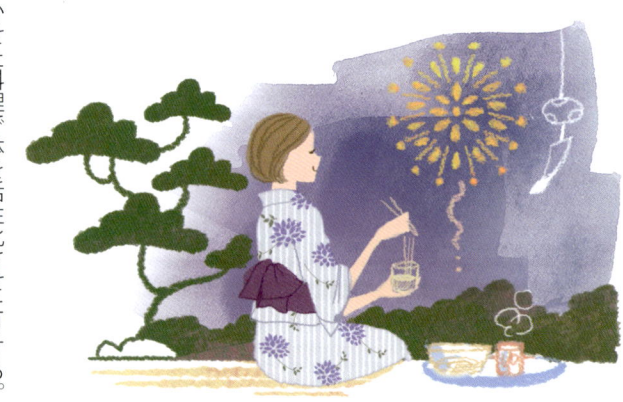

これらの生活の知恵は、不思議とアーユルヴェーダの基本にもぴったりと合っています。

このような生活の知恵に敬意を表して「和ゆるヴェーダ」と呼びたいですね。

毎日
チェック！

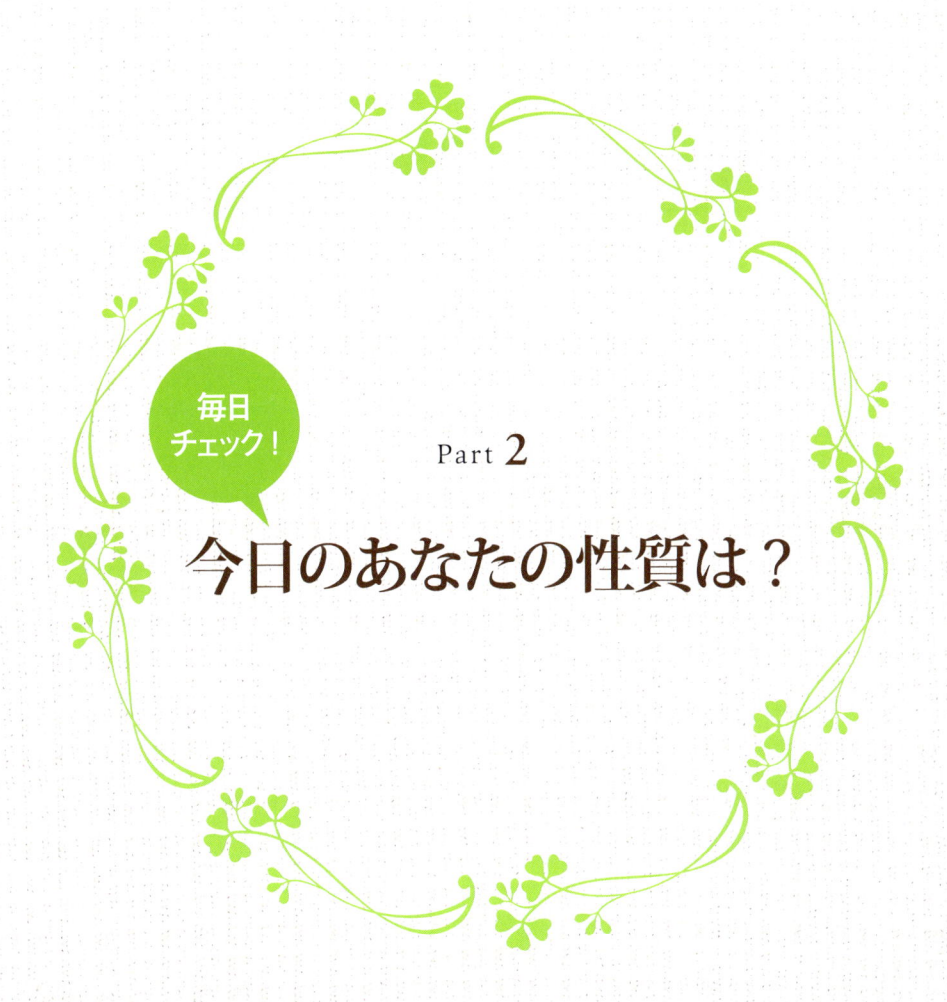

Part 2

今日のあなたの性質は？

日々のヴァータ度・ピッタ度・カパ度

ヴァータ、ピッタ、カパの性質は、時間帯や季節だけでなく、環境や体調、心の状態によっても変化します。

ヴァータ・ピッタ・カパ度を理解してセルフケア

これまでもお話ししてきたように、人間にはヴァータ、ピッタ、カパの性質がありますが、それは時間帯や日にち、季節や年齢によっても変化します。あわただしく忙しいヴァータ傾向のときもあれば、緊張をしいられるピッタ傾向のとき、またいつもより堅実に過ごしたい気分のカパ傾向のときがあることは、だれでも経験済みだと思います。環境や体調、気分によっても変わってくるでしょう。

ですから、「私はいつもヴァータ」などと決めてしまわず、そのとき、その日の自分の状態をもとに、自分のヴァータの自分の状態をもとに、自分のヴァータ

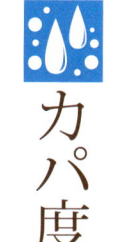

→ たとえばこんな「環境」のときは ◆

雨の日
水のエネルギーが強くなる。特に春の雨の日はカパの性質が引き出されやすく、体が重くなり、だるい感じに。

晴れの日
よく晴れて空っ風の吹く冬の日や、晴れて風の強い日はヴァータが増加。やや焦りやすく、小走りになりがち。

自然の多いところ
地、水、火、風、空、すべてのエネルギーが満ちているため、心身のバランスが整う。広々とした空間では特に空と風のエネルギーを感じる。

都会や人の多いところ
アスファルトが広がる都会は地のエネルギーが隠され不安定に。朝の電車のラッシュなどは人が多くムンムンとし、火と水の性質が強くなり、イライラとしたピッタに。

度、ピッタ度、カパ度を都度、チェックしましょう。

また、日々自分の性質をチェックすることでセルフコントロール、セルフケアが上手になります。それは「生き方上手」に直結し、生きがいのある人生を手に入れることにもなるのです。

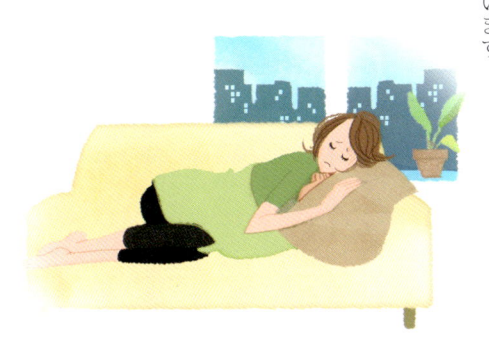

この本を、「幸せに生きるための本」として、おおいに活用していただきたいと思います。

たとえばこんな「体」のときは

風邪をひいた
ストレスに弱くなり、神経を消耗するとヴァータが過剰に。のどの痛みや腫れ、せきなどが出てきたらヴァータの影響を察知して。

生理になり生理痛が……
月経の周期は女性の体を大きく変化させます。生理痛がひどいときはヴァータが過剰になりがち。冷えや乾燥が原因。

夏バテしている
夏の季節に弱いのはピッタが増えるから。火のエネルギーが強すぎて体が熱くなり、クールダウンができない状態に。

むくみがとれない
体に水分が多くなりすぎて体から出ていかないのは、カパが過剰だから。地と水のエネルギーが多くなりすぎている状態。

たとえばこんな「心」のときは

集中できない
考えがまとまらず、何をやっても中途半端。そんなときは風が心を散らす、ヴァータが過剰になってしまっている状態。

すぐ怒ってしまう
ちょっとしたことでイラッとし、自分をおさえられず大きな声を出してしまうようなときは、火のエネルギーが強すぎるピッタ傾向のとき。

今日はどうも頑張れない
地と水のエネルギーがガッチリと結びつきすぎて、一歩も動けない。カパが多くなりすぎるとこんな状態からなかなか抜け出せないことも。

プチうつかも…?
カパ的な心が多くなりすぎると行動力が低くなり、引きこもりがち。仲間や仕事からも離れてしまい、うつになりやすいので注意!

環境、体、心の関係

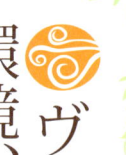

🌀 ヴァータ 🔺 ピッタ 💧 カパの過剰と

アーユルヴェーダでは、環境、体、心とヴァータ、ピッタ、カパの過剰には深い関係があります。

環境、体、心の好不調はつながっている

アーユルヴェーダでは、人を、体、心、意識として総合的にみていきます。

たとえば、体の調子が悪いときは、何か心に心配事を秘めていることが多いですし、意識の底にふつふつとわいてくることが、心や、ひいては体、自分が暮らす環境にも影響を与えることも多いようです。意識と心と体はつながっているのです。

また、アーユルヴェーダでは、生命を動かすヴァータ、ピッタ、カパのバランスを整えることで生命の全体性を高めよ

❊ 人体五層図

- 魂／スピリット／真我
- 五層・至福
- 環境（人体の外）
- 視覚（カラー）
- 聴覚（音楽）
- 嗅覚（香り）
- 味覚（食事）
- 触覚（タッチ）
- 一層・肉体
- 二層・呼吸（気）／陰気と陽気
- 三層・心
- 四層・理知

それぞれの過剰を防ぐため まずは自己チェック

うとしています。ヴァータが過剰なら冷たく乾きの力が増します。ピッタが過剰なら熱と鋭い力が多くなります。カパが多すぎると、重さ、遅さが優勢になります。

こうした3つの性質は、生命体の心、体、そしてその生命体をとりまく環境にまで影響を及ぼします。

そこで、今、自分の環境、体、心が3つのどのエネルギーに支配されているのかを、細かくみて、生命体をバランスよく、全体的に整えていくのがアーユルヴェーダです。

また、体の一番外側は皮膚で、これが環境と接するところ。自然や人との接触に関係します。体と心の架け橋は呼吸であり、呼吸は嗅覚と深く結びつき、香りから体や心、環境に順応したり、変化をもたらしたりすることもできます。これ

が、アーユルヴェーダアロマテラピーで大切にしたいところです。

では、過剰を防ぐためにはどうしたらいいか。まず自分の環境、体、心がどのエネルギーに支配されているのかを、次のページのチェックリストを使い、チェックしてみましょう。そして、そのチェックリストから、今の自分の状態を知り、よりよい状態に向けていきましょう。

環境が一番変えやすい

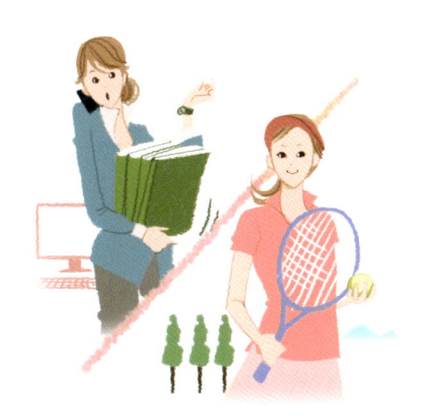

一番改善をはかりやすいのは、一番外側の環境です。人間の皮膚に接してはいますが、その人のスピリットや心、体そのものではないので、簡単に変えられます。部屋のインテリアなどは体や心より は変えやすいですね。

難しいのは、環境も体も心もヴァータ、というように3拍子そろってしまうこと。これは風の影響を受けすぎて、暴

風、雨です。環境も体も心もカパなら、頑固すぎて一歩も前に進めないかもしれません。

でも、大丈夫です。この本では、環境、体、心に及ぼすさまざまな影響や症状などをあげ、アーユルヴェーダアロマテラピーの手法で過剰を減らしてバランスをとる方法をきめ細かく示しています。自分の悩みや症状に照らし、香りを味方にして幸せな日々を手に入れましょう。

環境、体、心 今日のあなたはどんな性質？

毎日チェック！

環境、体、心のそれぞれのヴァータ度、ピッタ度、カパ度をチェックし、一番多かったものを調べましょう。

今日のチェックの仕方

下記のリストを見て、今の自分に当てはまる項目をチェックしましょう。ときには「体が特に疲れているから体だけ」などでもかまいません。もっとも多かったものが、今のあなたの傾向になります。

たとえば、環境はヴァータ、体はピッタ、心はカパと分かれることもあれば、すべてがカパというときもあるでしょう。

今の傾向がわかったら、P46からの環境・体・心のそれぞれのページを読んでください。きっと現在のあなたのよきアドバイザーになることでしょう。

> このチェックは三択ではなく、どれにも当てはまらない場合もあります。当てはまらないのは、あなたのバランスがいいとき。ひとつでも多く当てはまった所（同数の場合両方）を見てください。

環境のチェック

	ヴァータ	ピッタ	カパ
あなたのまわりは	☐ お互いに無関心	☐ お互いがライバル	☐ おせっかいな人が多い
仕事場や家は	☐ 殺伐としている	☐ 熱気にあふれている	☐ 停滞感がある
人との関係は	☐ なんでも安請け合いしてしまう	☐ ピリピリしている感じ	☐ 人を盲信してしまう
あなたの行動は	☐ 移動や出張が多い	☐ なんでも挑戦したい	☐ 毎日にワクワク感や刺激がない
今日の天気は	☐ 風が強く、乾燥	☐ 高温多湿	☐ 雨・雪、寒さと湿気

ヴァータ度 ☐ 個　ピッタ度 ☐ 個　カパ度 ☐ 個

体のチェック

	ヴァータ	ピッタ	カパ
最近、体が ➡	☐ 冷える	☐ ほてる	☐ むくみやすい
朝起きると ➡	☐ 疲労が残っている	☐ 空腹感がある	☐ 眠い
気になるのは ➡	☐ 便秘・肩こり	☐ 疲れると軟便になりやすい	☐ 最近体重が増えた
夜は ➡	☐ つい夜更かししてしまう	☐ 刺激的なことを求める	☐ 過眠の傾向がある
肌は ➡	☐ 乾燥しやすい	☐ 敏感肌で湿疹が出やすい	☐ 脂が浮きやすい

ヴァータ度 ___ 個　ピッタ度 ___ 個　カパ度 ___ 個

心のチェック

	ヴァータ	ピッタ	カパ
日中は ➡	☐ 落ち着かない	☐ 不満・批判的になる	☐ 内向的になる
気になることがあると ➡	☐ 心配しやすい	☐ イライラしやすい	☐ 気分が沈みやすい
最近 ➡	☐ 気が散りやすい	☐ 怒りを感じやすい	☐ 無気力・抑うつ的になりやすい
人に対して ➡	☐ 気を使って疲れやすい	☐ 攻撃的になることがある	☐ 何を考えているかわからないといわれることがある
仕事や趣味に ➡	☐ むなしさを感じる	☐ 競争心が強い	☐ 怠け心が強い

ヴァータ度 ___ 個　ピッタ度 ___ 個　カパ度 ___ 個

［環境にヴァータが多いときのあなたは］

動きの質が高く、充実するけれど疲れる……

風や空を基本とし、動きの速さが特徴のヴァータ環境にいると感じるときは、きっと実生活でも旅行や外出が多いとき。日々刺激にあふれ活性化しますが、知らず知らずのうちに疲れをためているはずです。ヴァータ的環境では、神経系や循環器系のトラブルが多くなるので、体調管理にも気をつけたいですね。

特に、都会はヴァータ的な性質が強い環境。空気が乾き、人が多く、アスファルトで覆われて土を踏みしめることができず、時間に追われ忙しく走っているのに、足元は不安定な状態です。うまく走れているうちはいいのですが、つまずくと、走っている速度が早いだけに、傷も大きくなります。ビルの谷間のすさまじい風に吹き飛ばされそうになったり、閉鎖空間での仕事・勉強に疲れたときには、空を見上げるなど、自然に接することが大切。

また、風や空の要素が強くなりすぎるので、バランスをとるためにもゆっくり過ごす時間を持ちましょう。何事も「やりすぎ」には十分注意して。

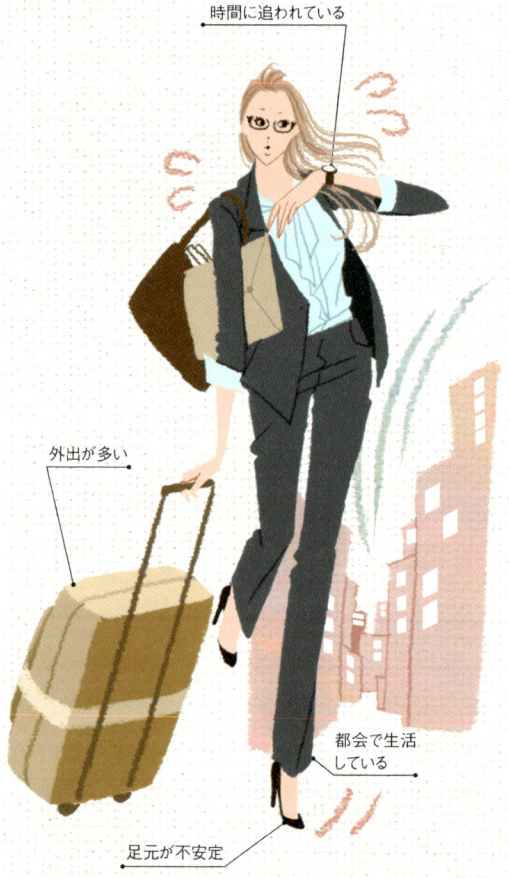

- 時間に追われている
- 外出が多い
- 都会で生活している
- 足元が不安定

五元素	風、空
属性	軽・動・速・冷・乾燥
作用	運動・運搬・伝達

46

環境 ｜ 天候・部屋環境

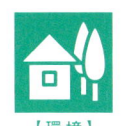

【環境】天候・部屋環境

湿度が低く、乾燥しやすいとき

フランキンセンス　マジョラム

Vata

忙しかった夜こそ潤いを

外には冷たい風が吹き、部屋の中も乾燥して寒い。そんな日は、首のあたりがカサカサします。そのままにしておくとシワのもとに。オイルケアで潤いを与えて。

【ネックマッサージ】

疲れがたまるネックライン。オイルを少量手にとって、香りをゆっくりと鼻から吸い込んでから始めます。手の使い方は肌を手のひら全体でなぞるように。これがヴァータのマッサージの基本。

【レシピ】
セサミ油大さじ1に、フランキンセンス精油を3滴混ぜる。人肌に温めた状態で使うとより肌へのなじみがよくなる。

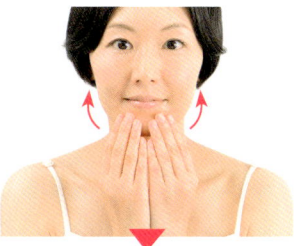

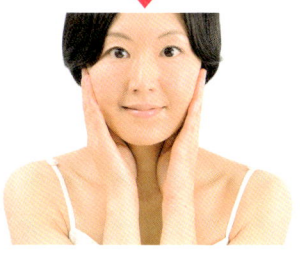

1　レシピのオイルを手にとり、親指以外の4本の指をフェイスラインの中央から耳の後ろへとなぞるようにすべらせる。親指はあごの下に置く。

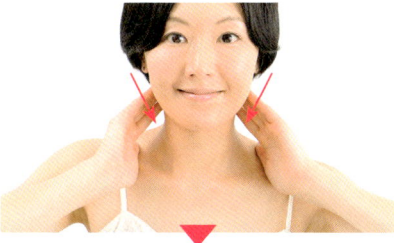

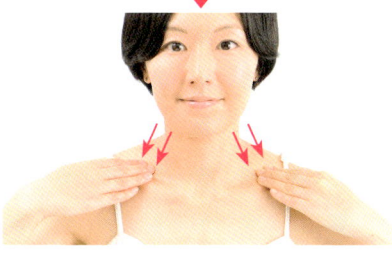

2　耳の後ろから鎖骨までゆっくりとなで下ろす。左右対称に行う。

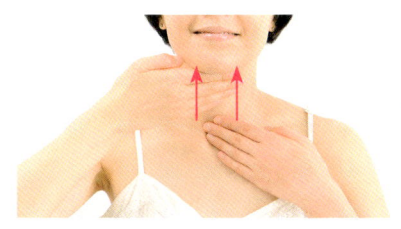

3　両手で首の下から首の付け根の中心に向けて手を交互に使って流す。1〜3を3回繰り返す。

Part 2　毎日チェック！今日のあなたの性質は？

行動【環境】

出張や外出が多いとき
【仕事・家事・育児など】

ベチバー　フランキンセンス

環境　行動　Vata

夜眠る前に豊かな時間を持つ

　早く軽やかに忙しく行動せざるを得ないのがヴァータ環境。仕事をしている人は出張や外出が多く、その分、デスクワークもたまり、ますます忙しくなるでしょう。家事や育児に忙しい人も同様で、目の前に山積する「やらなきゃならないこと」を片づけているうちに夜中になってしまうことも。

　そんな日々を続けていたら疲れるし、ミスは多くなるし、負のスパイラルにハマりそうです。ヴァータを抑える香りをお供に、夜はゆっくり休みましょう。

【ハンカチにしのばせる】

　ベチバーかフランキンセンスをハンカチまたはティッシュに1滴しみこませておき、バッグへ。ストレスを感じたり、忙しくて疲れていたりするときなどに取り出して香りを吸い込むと、穏やかな気持ちになれそうです。

のどに温湿布

就寝前には、1日の疲れをとるために、のどに温湿布を。下記のレシピで作った湯に小さなタオルやガーゼなどを浸し、軽く絞ってのどに当て、上にさらにタオルを重ねて保温します。湯は熱すぎないように注意。

【レシピ】
200mlの湯に5～10滴のマジョラム精油と大さじ1のすりおろしたショウガかまたはパウダーを入れて混ぜる。ガーゼを浸して軽く絞る。

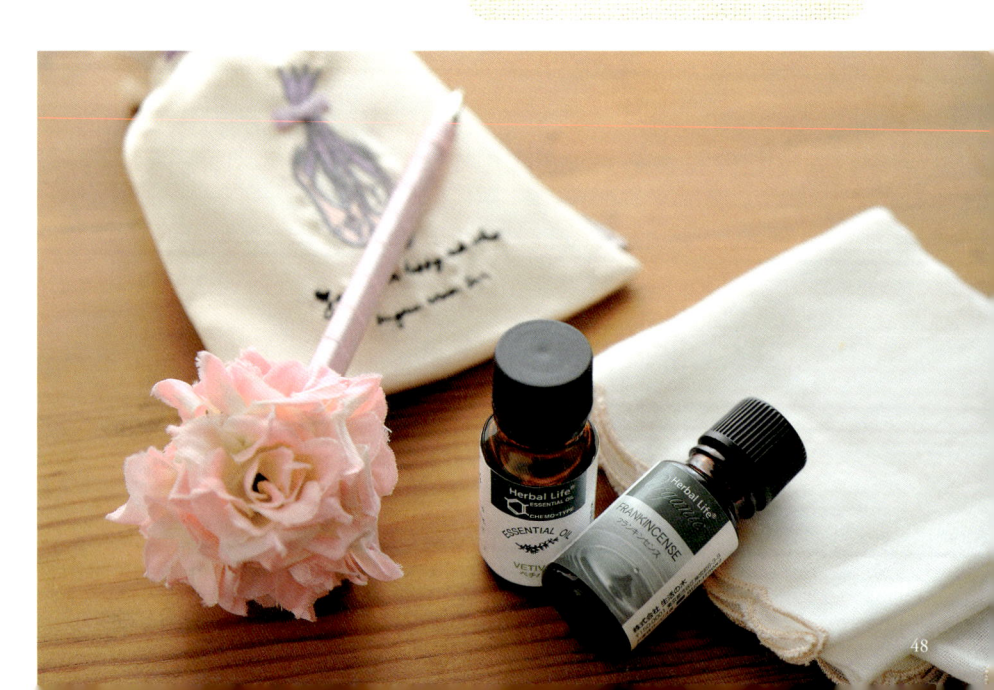

環境 / 行動 / Vata

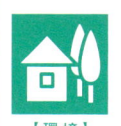

行動【環境】 環境が激変したとき
（転勤・転職・引っ越しなど）

ベチバー ジュニパー

地に足をつけて行動を

転勤や転職、引っ越しなど環境が激変したときはヴァータが増えています。ヴァータが増えると、環境の変化になじみやすくなるのですが、やはり疲れはたまっていきます。

地に足をつけるイメージで、ヨガや仙骨の湿布を試してみましょう。リラックスして疲れがとれます。

【ヨガ（バッタのポーズ）】

転職や転勤など環境が大きく変わり、不安定なときは、バッタのポーズで乗りきりましょう。バッタのように脚力をつけるこのポーズは、体力キープにも役立ちます。

温湿布

バッタのポーズと組み合わせると効果的。下記のレシピで作った湯に布を浸し、軽く絞ってお腹や仙骨（P83参照）にのせます。

【レシピ】
1ℓの湯にジュニパーかベチバー精油5滴、またはショウガのおろし汁を小さじ2入れて混ぜる。布を浸して軽く絞る。

1　うつぶせになり、両脚をそろえる。両手は軽く体にそろえる。
ゆっくりと片足を上げて10秒キープする。あまり高く上げなくてもいい。

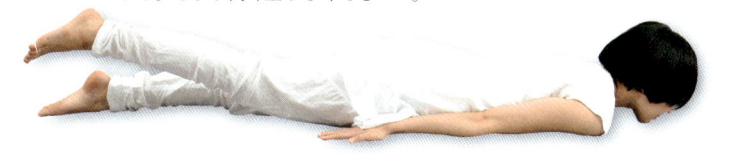

2　下ろしたらもう一方を上げて10秒キープする。

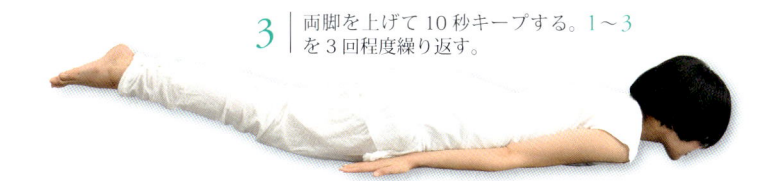

3　両脚を上げて10秒キープする。1～3を3回程度繰り返す。

人間関係　おしゃべりのしすぎ

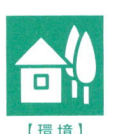

【環境】

ベンゾイン

話しすぎたのどを潤して

　ヴァータ的環境ではおしゃべりも過剰になりがち。お友達と会う機会も増え、ゆったりと話せばいいのに、つい勢い込んで話して疲れて、のどは枯れ、頭が痛くなることも。

　おしゃべりのしすぎでのどを痛めたときは、温かさと湿り気を与えて潤すといいでしょう。

【うがい】

　おしゃべりのしすぎにはうがいが効果的。温めたセサミ油を口に含み、ガラガラとうがいをします。気になる人はあとでお湯で口をゆすいでもいいでしょう。

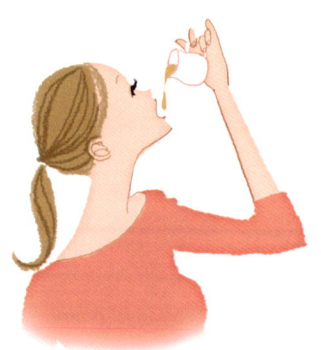

【レシピ】
セサミ油（太白ゴマ油がおすすめ）大さじ1を110℃に温め、あら熱をとる。

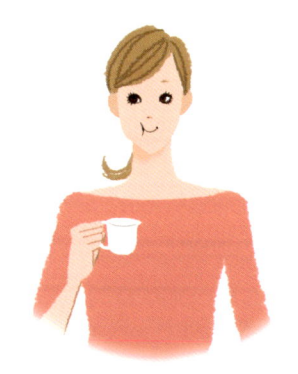

1 レシピのオイルを、口に注ぐように含む。

2 口に含んだオイルで3〜5分間、すすぐようにうがいをする。オイルを吐き出したあと、お湯で口をすすいでもよい。

【蒸気吸入】

　職場で行うなら、一番手軽なのは、マグカップに給湯器のお湯を張って行う方法。ベンゾインを1滴入れて、蒸気を吸い込みます。鼻からゆっくり吸って、口から長く吐くようにします。

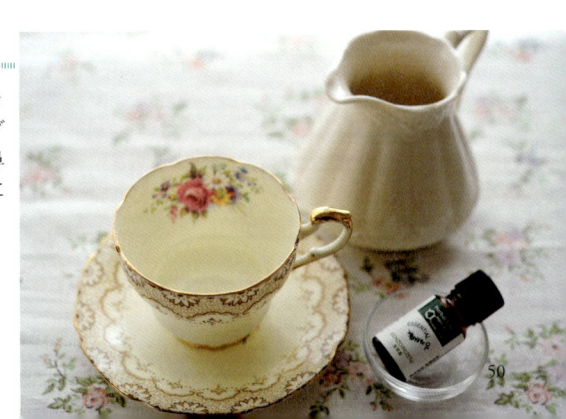

【環境】

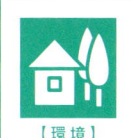

人間関係

緊張しているとき

ラベンダー　ベンゾイン

緊張したら深呼吸

　ヴァータ過剰になっているときは、複雑な対人関係に緊張しがち。呼吸を変えるだけで、気持ちがゆったりします。
　アーユルヴェーダの呼吸法を覚えておくと、緊張をといてリラックスするだけでなく、自律神経のバランスを整えることにも役立ちます。リラックス効果の高いラベンダーなどの香りがおすすめ。

【呼吸法】　＊アーユルヴェーダの呼吸法は、鼻から吸って鼻から吐くのが基本です。

　自律神経のバランスを整える呼吸のしかた。アーユルヴェーダの基本ですから、覚えておきましょう。「私はとてもリラックスしています」「私はきっとうまくいく」「人前でちゃんと話ができる」など、日頃自分がうまくできないことを、「うまくいく」とイメージしながら呼吸して、うまくコントロールできなかったことを好転させていきましょう。

【レシピ】
セサミ油大さじ1にラベンダーかベンゾイン精油1滴を混ぜる。手のひらの上で混ぜてもよい。

1　リラックスして座り、右の手のひらの真ん中にレシピのオイルをすり込み、薬指と小指を曲げてゆっくりと吸い、吐く。薬指は水を、小指は地を象徴し、この2本の指を曲げることで、安定性を確保する。

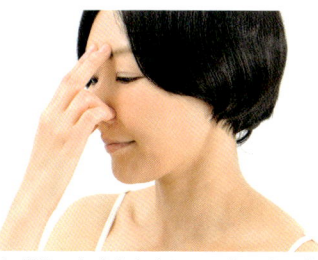

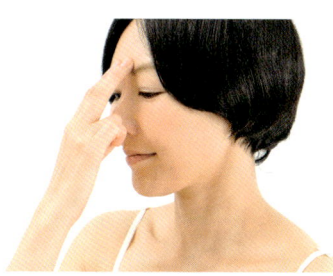

2　その手を顔の側に向け、人差し指と中指を眉間に軽くあてる。この状態で、4秒かけて左鼻から息を吸う。

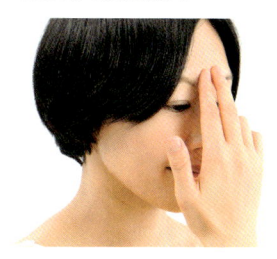

3　薬指で左鼻をおさえ、7秒かけて息を止める。

4　8秒かけて右鼻から息を吐く。2〜4を4セット繰り返す。終わったら今度は反対側を行う。

緊張をとく吸入法

人前で呼吸法ができないときは、同じ精油をハンカチなどにしみこませておき、香りをかぎながら、4吸って7止めて8吐くリズムで呼吸するだけでも効果が期待できます。

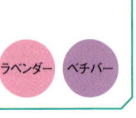

【環境】時間 — 夕方の疲労、消耗しているとき

ラベンダー　ベチバー

あわただしい夕方に手を休めて

14時から18時、夜中の2時から6時はヴァータ的な時間です。14時から18時は、仕事や家事に忙しく追われる時間。でも、バタバタしすぎると、かえって間違いが増え、消耗します。ほんの少しの時間でも、手を休めるようにしましょう。

就寝前にゆったりと右記のレシピでオイルマッサージをすると、ゆっくり眠れるでしょう。

【レシピ】
セサミ油50mlにラベンダー精油7滴、ベチバー精油3滴を入れたものを遮光びんに入れて、2週間以内に使いきる。

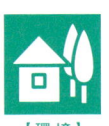

【環境】季節 — 冷たい風が吹く秋から冬

ゼラニウム　ベンゾイン

乾燥する季節にオイルケア

秋から冬にかけては、冷たい風が吹くヴァータ的環境。どうしても肌がカサカサします。カサカサの度合いが高ければ、マッサージオイルでお手入れをします。

精油は好きなものを選べばいいですが、ゼラニウム、ベンゾインがおすすめ。

【手のオイルマッサージ】

特に乾燥しやすい手のマッサージは入念に。手のヴァータゾーンは手首から手のひら中心ぐらいまで。右記のレシピで作ったマッサージオイルでよくもみほぐし、潤いを与えましょう。

【レシピ】
セサミ油大さじ1に、P29のヴァータにいい精油の中から好きなものを3滴混ぜる。

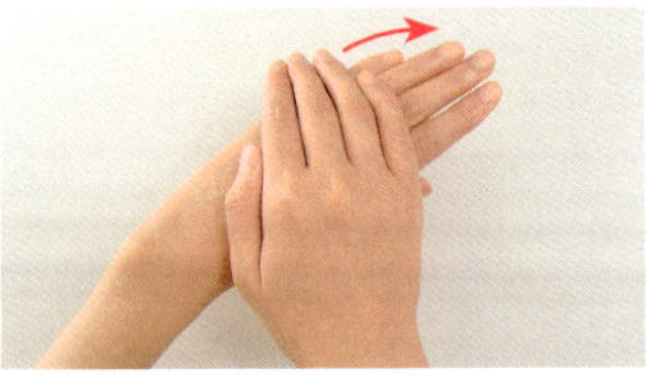

1 レシピのオイルを手にとり、手を包み込むようになでて手のひらから指先へと流していく。

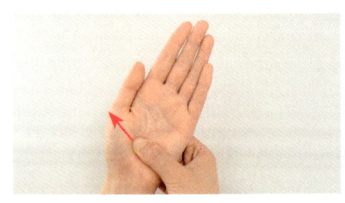

2 手のひらの親指の付け根あたりのヴァータゾーンをプッシュして横に流すことを繰り返す。

自 然 【環境】

都会的な環境にいるとき

ラベンダー　オレンジ

環境／自然／Vata

できるだけ大地に近いところに

都会的な環境は、代表的なヴァータ環境。殺伐として肌寒く、緑や花も少なく、乾いています。高層マンションの上層などが、この象徴。本当はできるだけ大地に近いところで暮らしたほうが、ヴァータが増えすぎず、快適に暮らせます。

でも、それがかなわないのなら、静かな音楽を流したり、木製のものを部屋に置いたり、できるだけゆったりとした環境づくりをしてみましょう。

【アロマランプ】

都会的環境をやわらげるために、アロマランプを使って心安らぐ香りで部屋を満たすのがおすすめ。

人間は本来、こうこうと明かりをつけた中にいて、パッと消して眠るより、明るいところからじょじょに暗くなり、消灯していくというほうがよく眠れるもの。入浴後、アロマランプを灯して香りで部屋を満たしながらわずかな明かりの中で過ごし、それから明かりを消して眠りにつくと、深い眠りに導かれるでしょう。

眠る前にしっとりとした潤いを保つオイルケアをすることも、ヴァータが増えすぎたときの基本の対処法になります。

> ❖ Point
> 精油は眠りを誘うラベンダーやオレンジがおすすめです。

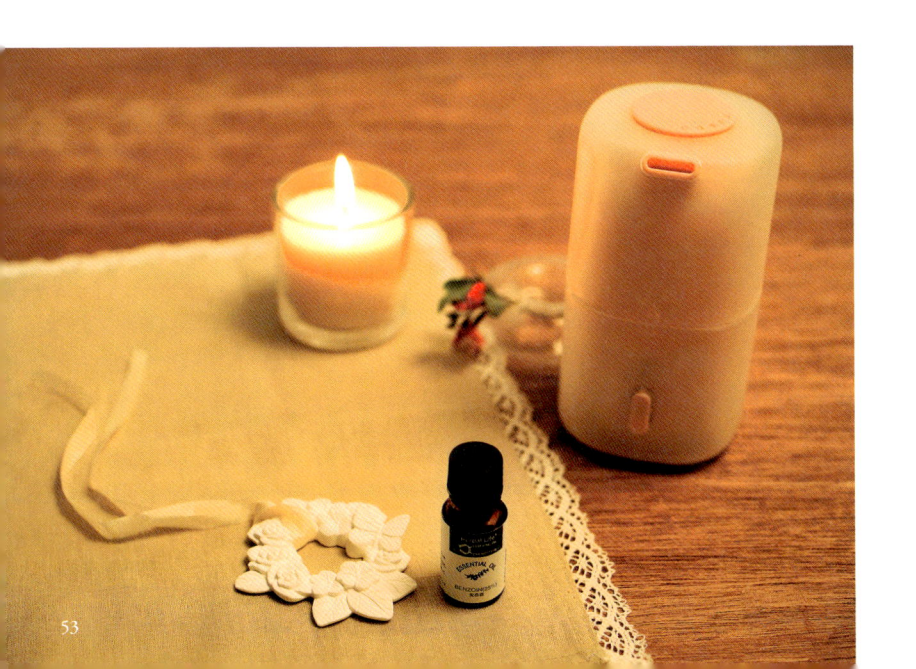

［環境にピッタ🔥が多いときのあなたは］

常に前向きで体も心も熱い状態

火の情熱が象徴するピッタ的環境は、充実感にあふれています。国際的な仕事や経済の中心、芸術の先端など、とにかく華やかで注目される環境です。

そんな中で精一杯努力し、結果を残そうとすると、熱くなりすぎてなかなか心も体もしずまりません。高温多湿の空気感で蒸し蒸しすることが多く、汗をかき、目も疲れてしまう……。体力に任せて頑張りすぎると、ついには消化器疾患に陥ります。

目の疲れから、肩こりなども起こってきます。

また、戦いの多い環境ですから、意見のぶつかり合い、嫉妬などももうずきずき、精神的にも疲れやすい環境。

目標高く頑張っているときはいいのですが、ふとした瞬間に「こんなことをやってなんの意味があるのだろう」と考え込んでしまうことも。

とにかく熱すぎる環境ですから、ときにはクールダウンが必要。シャープな形状のもの、赤い色の多用はピッタを増やしてしまいます。さわやかな香りに包まれ、心も体も休息できるよう努めたいですね。

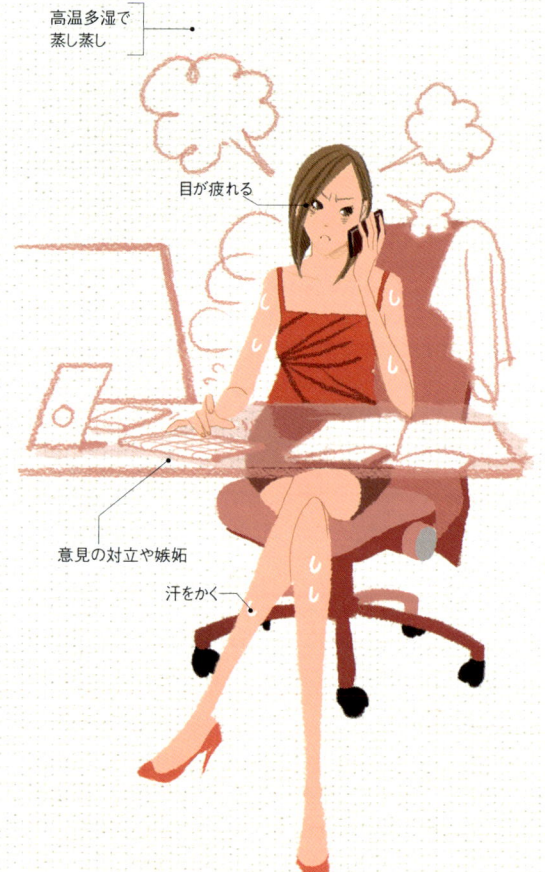

高温多湿で蒸し蒸し
目が疲れる
意見の対立や嫉妬
汗をかく

五元素	火、水
属性	熱、鋭、軽、液、微油
作用	変換、消化、代謝

54

天候・部屋環境【環境】

蒸し暑いとき

ペパーミント

ペパーミント精油でクールダウン

ピッタ的な天候や部屋とは、日差しが強く、蒸し暑い環境。水と火の影響で、気温も湿度も高く、体調をくずしやすい状態にあります。この蒸し暑さの中で元気を取り戻すには、ペパーミントの力を借りるのがいいでしょう。

【涼やか呼吸法】

ほてった頭をクールダウンする呼吸法で、舌を丸めるのがポイントです。ゆっくりと吸い込むことで、体の中からリフレッシュされます。吐くときも、体のだるさや痛みが、体の外に出ていくことをイメージすると、楽になっていくのを感じられるでしょう。

【レシピ】
グレープシードオイル大さじ1にペパーミント精油1滴を混ぜる。手のひらの上で混ぜてもよい。

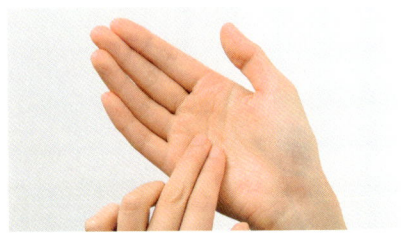

1 レシピのオイルを手のひらの中心に置き、まずは香りを吸い込んで、吐く。

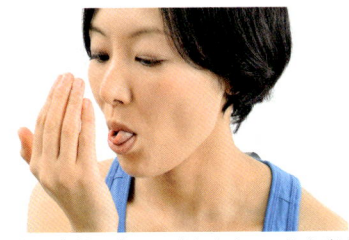

2 楽な姿勢で座り、舌を丸めて口から突き出すようにする。そのまま、「シー」という音を出しながら5秒ぐらいかけて息を吸い込む。冷たい空気が体内に入っていくイメージで。

3 吸いきったら体内に呼吸を充満させ、鼻からゆっくりと吐く。体のだるさや痛みが外に出ていくイメージを持つとそれらがスーッと消えていくはず。2〜3を5回繰り返す。

* どこでも行えますが、はじめのうちは静かな場所で行ったほうが集中しやすいでしょう。
* 慣れないうちは、長く呼吸法を行うとめまいがすることがあります。その場合はすぐにやめ、自然の呼吸に戻してください。

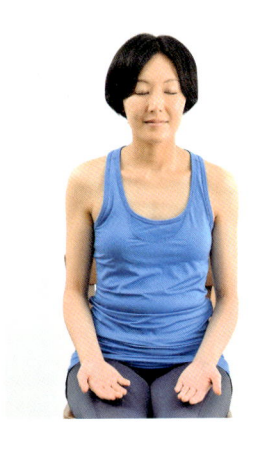

行動【環境】

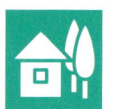

正確さが求められる仕事・作業

ラベンダー／カモミールローマン

目を休ませるのがポイント

ピッタ的な環境では、仕事でも家事でも正確さを求められるため、緊張感が高まり、体の熱が増え、鋭さも増します。焦ってしまって、疲れることも……。

そんなときは、目を閉じて休んでみましょう。実は、目はアーユルヴェーダでは「火の臓器」と呼ばれるくらい、ピッタ的に大事な器官。目からくる緊張をとくことが、全身状態をよくする大きな鍵になります。目の休憩のための湿布と、目のまわりのマッサージが有効です。

休んで落ち着いて取り組めば、ピッタのよさが後押しして正確に仕事ができるようになります。

【目を休ませる温湿布】

レシピの湯にガーゼなどを浸して軽く絞り、アイマスクぐらいの大きさにたたみ、目を閉じてまぶたの上にそっとのせ、15分ぐらいそのままに。実施する前にひじの内側などで、かぶれないことを確かめるようにして。

【レシピ】
ぬるめの湯1ℓに、1滴のラベンダーかカモミールローマン精油を入れて混ぜる。ガーゼを浸して軽く絞る。

【目のマッサージ】

ピッタのマッサージはくるくると回転させるのが基本。緊張感をとき、ゆっくりと回転させながらマッサージをしてください。オイルはなくてもかまいません。

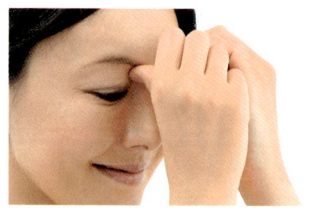

1　手を握り、親指だけを出し、その親指で目頭をおさえる。

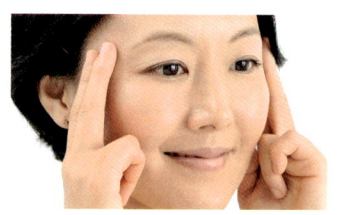

2　親指を除く4本の指でこめかみをくるくると回してマッサージ。

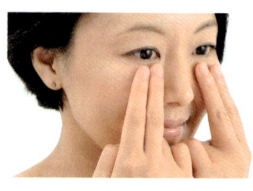

3　人差し指で目頭の下から目尻へとくるくると小さく回しながら移動してマッサージ。目尻からはまぶたの眼球より上あたりを目頭までくるくる小さく回しながらマッサージする。

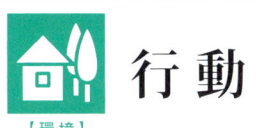

【環境】行動 | 戦いをしいられる

サンダルウッド　ジャスミン　ラベンダー

火のエネルギーをしずめて

ピッタが過剰になると、職場や学校家庭などで、論争が起こりがち。闘争心が強くなるので、まわりを敵とみなして、孤独な戦いをしてしまいます。

こんなときは、自分のまわりに燃えさかる「火」のエネルギーを、サンダルウッドの香りで静かなエネルギーに変換しましょう。

【スプレー容器で拡散】

下記のスプレーをまずは自分の周囲にふりかけ、だんだん広めにスプレーしていきます。

【レシピ】
遮光性のあるスプレー容器に、精製水95mlと5mlの無水エタノールを入れ、サンダルウッド精油を20滴落として混ぜる。精油はジャスミン、ラベンダーで代用してもいい。

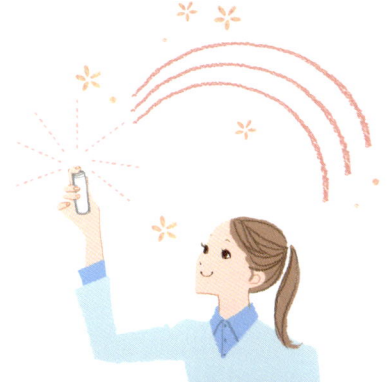

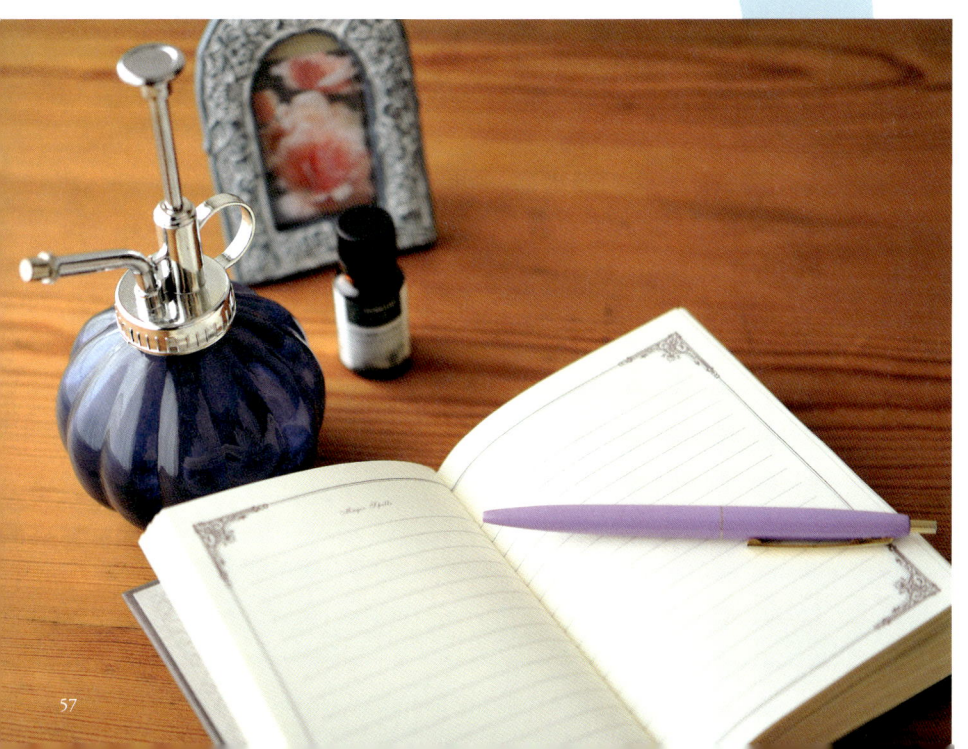

人間関係【環境】

批判的になる

ペパーミント / ネロリ / イランイラン

環境 / 人間関係 / Pitta

ペパーミントの香りが効果的

緊張感が高まってイライラしているので、人と衝突しやすくなります。つまらないことで口論をし、ケンカに発展することも。相手に怒りをぶつけられることも多く、大事な友人関係を失うことすらあります。注意したいですね。

また、自分は悪口を言う気がないのに、相手の悪口にひきずられてあいまいに相づちをうつことで批判的になってしまうことも。

そんなときは「環境」を柔らかく変えることが重要です。ここで使いたい精油は、やはりペパーミント。さわやかな香りが、心を浄化してくれ、いたわりのある言葉をかけ合うことができるかもしれません。

【マグカップでの蒸気吸入】

職場などで行うなら、マグカップにお湯を張り、ペパーミント精油を1滴入れて、湯気を吸い込みます。鼻からゆっくり吸って、口から長く吐くようにします。

ネロリ、イランイランもいいでしょう、そのとき、使うマグカップはできるだけ丸みを帯びた優しい形のものにします。

ふたりで話すときなどに、さりげなく間にそのマグカップを置いて、相手にも自然に吸い込んでもらいましょう。

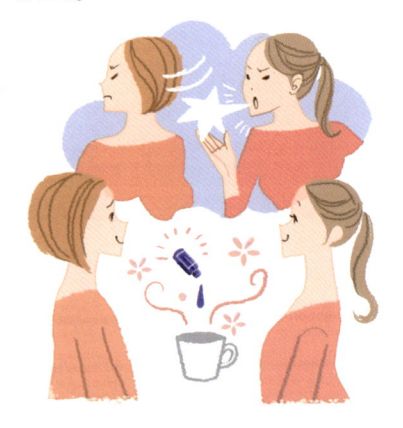

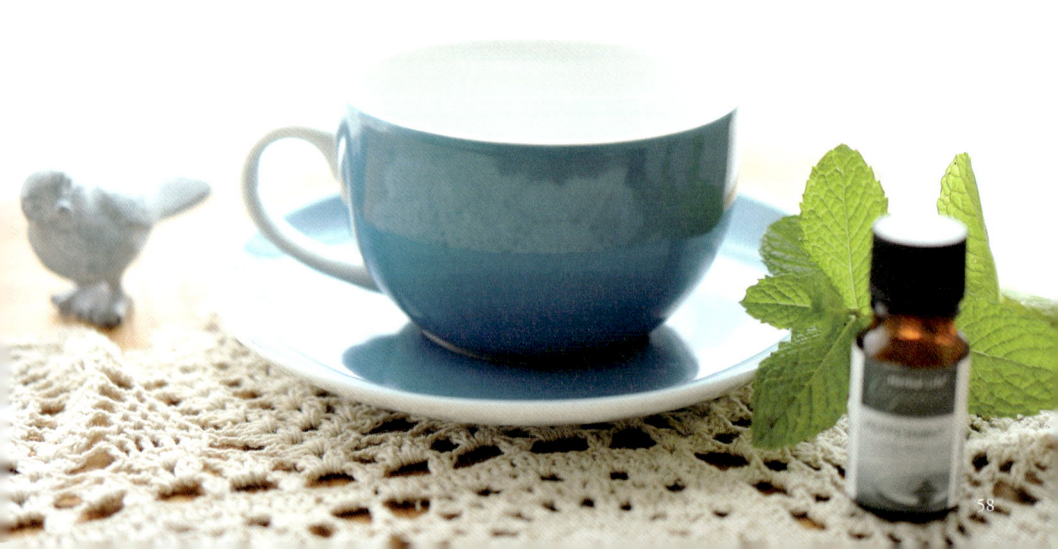

環境 — 人間関係
Pitta

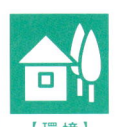

人間関係【環境】 | ケンカしている

ラベンダー　ジャスミン　サンダルウッド

自分だけでなく、相手も浄化

　人間関係を良好にするのですから、あなただけでなく、相手にも心地よい香りを味わっていただきたいもの。そうすれば、相乗効果が生まれそうです。
　ディフューザーなどでお部屋に香りを充満させるといいでしょう。時間がなかったり、道具がなかったりするときは、マグカップにお湯を入れて蒸気を出す方法でもいいでしょう。

　職場や学校の仲間だけでなく、家族や恋人との間でも、香りを味方につけて、いい関係を築けるといいですね。

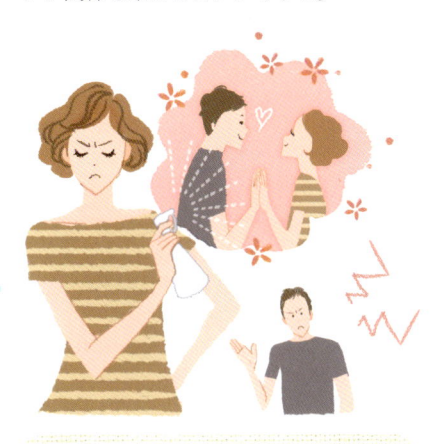

【スプレー容器で拡散】

　ケンカしている相手との間にスプレーで香りを散らしましょう。ふたりの間の空気をさわやかにしてから話すと、関係もさわやかになりそうです。精油は心を落ち着かせる作用があるサンダルウッドなどを。

【レシピ】
遮光性のあるスプレー容器に、精製水95mlと5mlの無水エタノールを入れ、サンダルウッド精油を20滴落として混ぜる。精油はジャスミン、ラベンダーで代用してもいい。

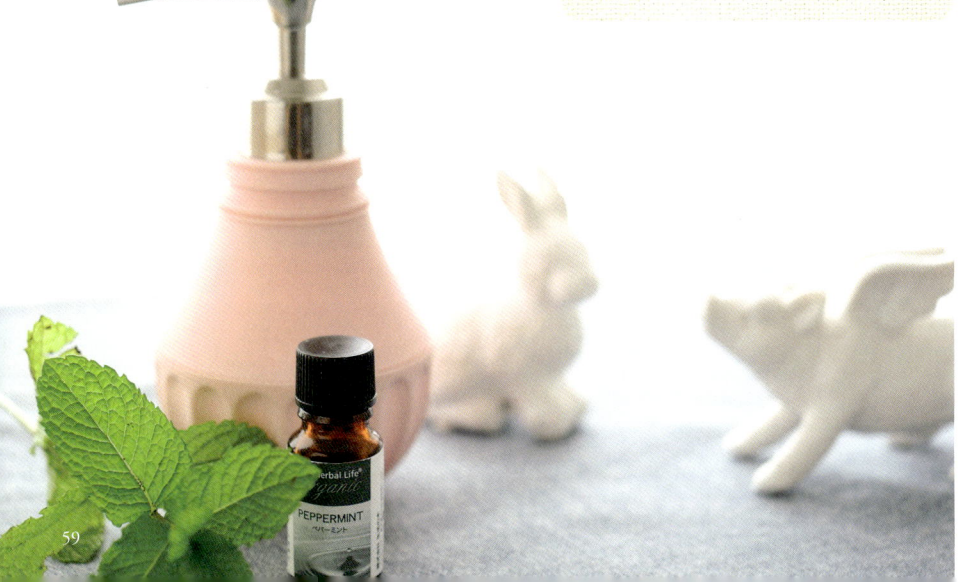

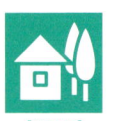

時間【環境】 — 日中やる気がない

ペパーミント　ネロリ　イランイラン

昼間の10時から14時を快適に

　ピッタが多くなる時間といえば、昼間の10時から14時。本来なら精気がみなぎり、仕事や家事、勉強に集中できる時間です。しかし、ピッタが過剰になると、この時間の火が燃えつきてしまい、やる気がうせてしまいます。

　やる気回復には、しっかりと昼食をとること。塩味、辛味、酸味を強くしすぎず、野菜や果物をたくさんとるといいですね。

　暑い環境をのりきるには、消化力を高め、心をしずめ、落ち着いた心と安定した体力を取り戻すことが大事です。ねじりのポーズで実践してみましょう。

【ねじりのポーズ】

　涼やか呼吸法（P55）を行い、右記のレシピの香りをかいでからポーズをとると、より効果的。職場などでもできるヨガです。

【レシピ】
グレープシードオイル大さじ1にペパーミント精油1滴を混ぜる。精油はイランイラン、ネロリでもよい。

1　左脚を右脚の上に組み、右手を左脚に置く。左手をふんわりと上げる。

2　手を背中の後ろに下ろし、自然な呼吸で2～3分、この状態をキープする。反対側も同様に行う。

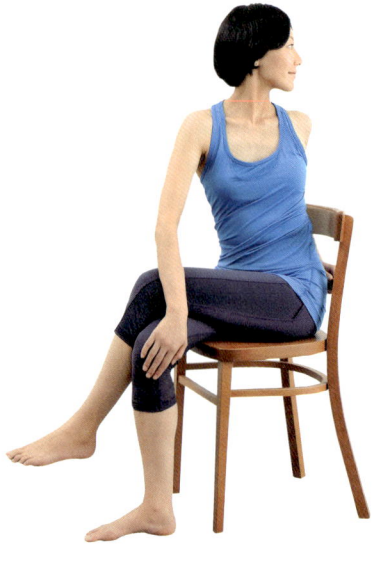

環境
季節・自然

Pitta

【環境】季節 　蒸し暑い夏〜初秋

ペパーミント　イランイラン　ラベンダー　カモミールローマン　レモングラス

蒸し暑い季節を乗り越える

　夏から初秋にかけてが、ピッタの季節。蒸し暑く、ほてりやすい季節に心地よく眠り、活動するために、湿布、マッサージを行いましょう。どの季節でも蒸し暑い日に応用できます。

【湿布＆マッサージ】 ＊素肌に対して行います。

　さわやかな香りに包まれる湿布やマッサージで心も体も落ち着かせましょう。

【レシピ】
ぬるめの湯1ℓに、ペパーミントのほかレモングラス、イランイラン、ラベンダー、カモミールローマンなどの精油から好きなものを選び、1滴入れて混ぜる。布を浸して軽く絞る。

1　あおむけに横になり、みぞおちあたりにレシピの湿布を置く。

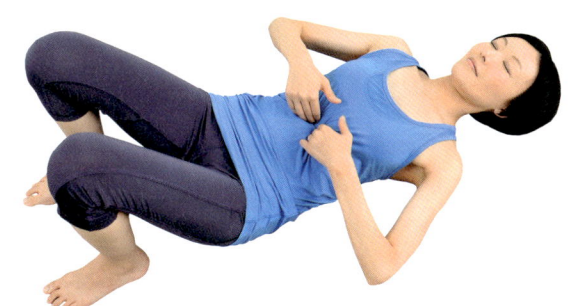

2　両手の親指以外の4指で、湿布の上からゆっくりとマッサージ。みぞおちを中心に、くるくると時計回りに円を描くように。

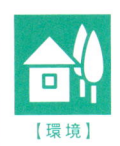

【環境】自然　強い日差しや豪雨

ペパーミント　ジャスミン　サンダルウッド　ラベンダー

静かな環境を整える

　強い日差し、湿気の多い空気、急な雨。こういう環境の中で、忙しい都会生活を送ること自体が、大きなストレスになります。無理のない生活を心がけましょう。
　戦いをしいられるような環境を、静かな環境にするために、ペパーミント、ジャスミン、サンダルウッド、ラベンダーなどを使い、アロマランプやディフューザーで自分の周囲を心地よい香りで満たします。

［環境にカパ💧が多いときのあなたは］

物事がゆったり進む穏やかで優しい環境

ヴァータ的な都会の殺伐とした環境や、ピッタの刺激が多い環境とは違い、カパの環境は、穏やかでゆったりと過ごせるのが特徴です。大きな変化がなく、これまでと同じペースでコツコツと物事を進めていくのに適しています。

でも、カパ度が進みすぎると、物事が停滞し、新しい発見がほとんどないような面白みに欠ける環境になってしまいます。仕事をする人なら新しい仕事が入ってこなくて、過去の事務処理だけを追っていたり、重苦しい雰囲気に包まれたり。私生活でも過去のしがらみや慣習を重んじるあまりに新鮮さがない日々が続き、うつうつとしてしまうことがあう。

ります。荷物も仕事も山積みにするとカパを増やします。
こんなときには、焦りすぎは禁物。先走って物事を進めると、かえって不利になります。忍耐で停滞を乗りきることが必要ですが、同時に自らがリフレッシュすることが大事。精油の力を借りて、上手に気分転換したり、肩こりをほぐしたりしましょ

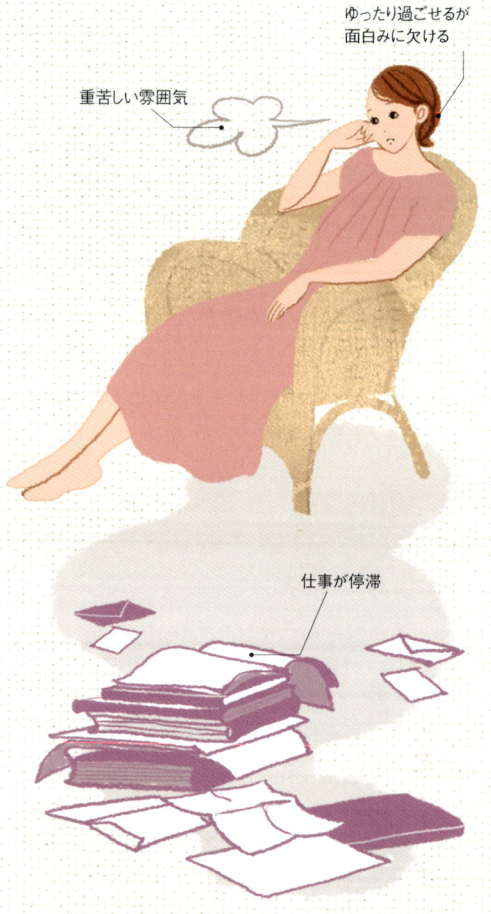

― ゆったり過ごせるが面白みに欠ける
― 重苦しい雰囲気
― 仕事が停滞

五元素	地、水
属性	重、油、遅、冷、安定
作用	構造　体力・免疫力の維持

環境　天候・部屋環境

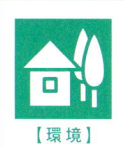

Kapha

【環境】天候・部屋環境

重苦しくどんよりしているとき

レモン

重苦しい空気を軽やかに

カパ度が高いお部屋は重苦しく、どんよりとにごった感じになります。曇天の日も、どうしても気分が盛り上がりません。

そんなときには、ディフューザーでリフレッシュ。レモンの精油で、さわやかな気分に整えましょう。レモンは揮発性が高いトップノートなので、重苦しい空気がさっと変わるでしょう。

また、果実のレモンの黄色は放射、変化のメッセージ。カパの過剰のバランスをとるのにはぴったりですね。料理やお茶に添えてみましょう。

【レモンのスプレー】

レモンのスプレーを部屋やオフィスに散布すると、その場の雰囲気を軽くし、楽しい気持ちになります。人に振り回されたり、自分を見失ったりするときに。

【レシピ】
遮光性のあるスプレー容器に、精製水95mlと5mlの無水エタノールを入れ、レモン精油を20滴落として混ぜる。

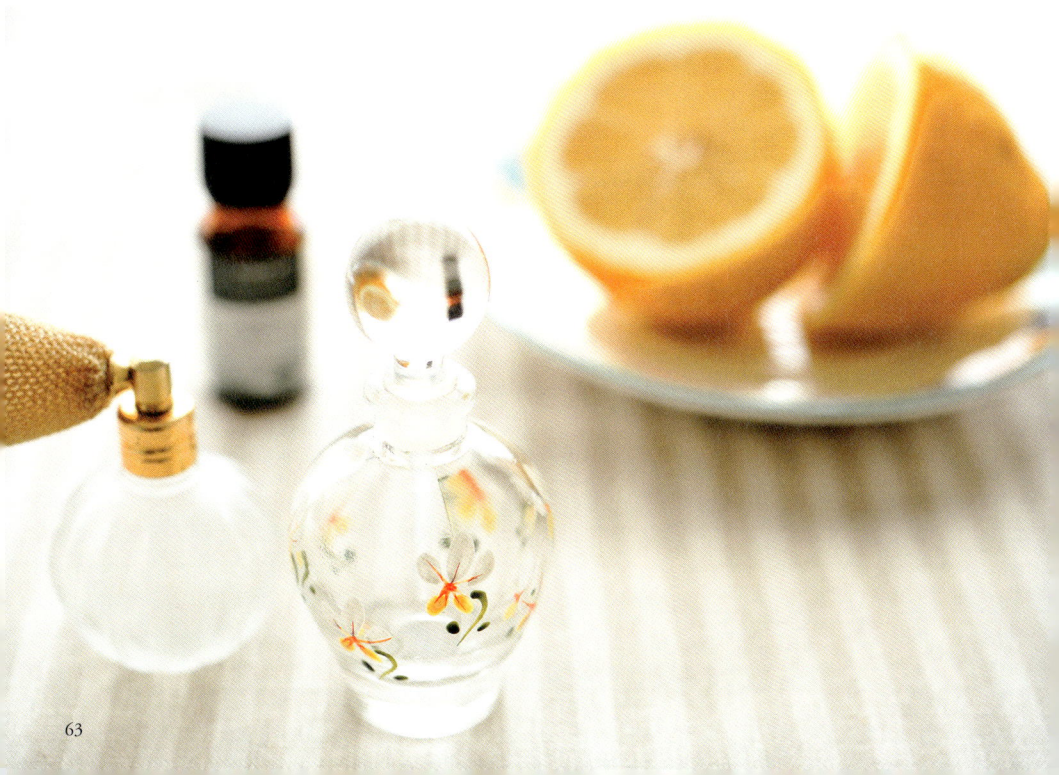

行動 【環境】 イスに座りっぱなしの日には

ローズマリー／ジュニパー

環境／行動

Kapha

運動不足を解消しよう

物事が停滞すると、体も動かさなくなるので、どうしても運動不足になります。仕事や勉強でも、イスに座りっぱなしのことが多くなるでしょう。すると、背中や肩がこりかたまって、岩のようになることも。固まったものが動きやすい性質を与える香り、ジュニパーやローズマリーがおすすめ。

【その場で足踏み】

本来はスポーツなどをするといいのですが、時間的な余裕のない人は、その場で足踏みをするだけでもカパの過剰を減らすことができます。

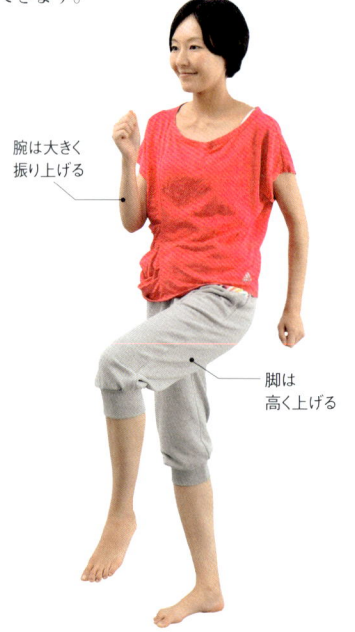

- 腕は大きく振り上げる
- 脚は高く上げる

Point
家で行うときはジュニパーやローズマリーを香らせると効果的。

【脇を開くポーズ】

デスクワークが続く場合はときどき手を休めてイスの背もたれに背中をゆだね、脇を開きましょう。

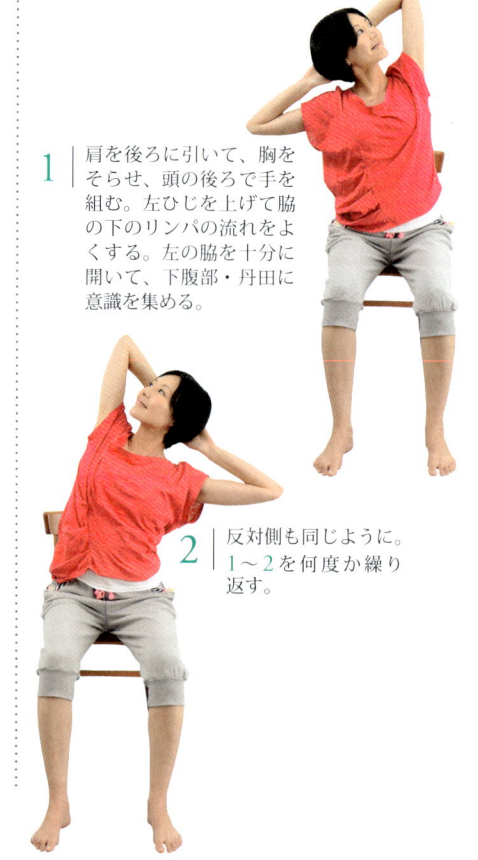

1　肩を後ろに引いて、胸をそらせ、頭の後ろで手を組む。左ひじを上げて脇の下のリンパの流れをよくする。左の脇を十分に開いて、下腹部・丹田に意識を集める。

2　反対側も同じように。1〜2を何度か繰り返す。

行動【環境】

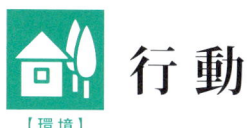

停滞した仕事を進めたい

ジュニパー

鼻から横隔膜までを刺激

「重さ」の性質のカパが過剰になると、体も心も重くなり、目の前にあることもすぐに片づけず、どんどん山積みになってしまいがち。

さわやかな香りをゆっくりと吸い込んで、体も心もすっきりさせましょう。

香りは、カパの「重さ」を動かすとされている、ジュニパーがおすすめです。

職場などでも手軽にできるマグカップでの吸入で気持ちを切り替え、停滞した仕事を片づけてしまいましょう。

【マグカップで蒸気吸入】

マグカップにお湯を張り、その中にジュニパー精油1滴を入れて、香りをゆっくりと吸い込みます。

細長いカップを使うと、カパを減らし、相乗効果が期待できます。オレンジ色を選ぶと、より気持ちに変化がつくでしょう。

❖ Point
目に刺激を与えないよう、吸入のときは目をつむって。

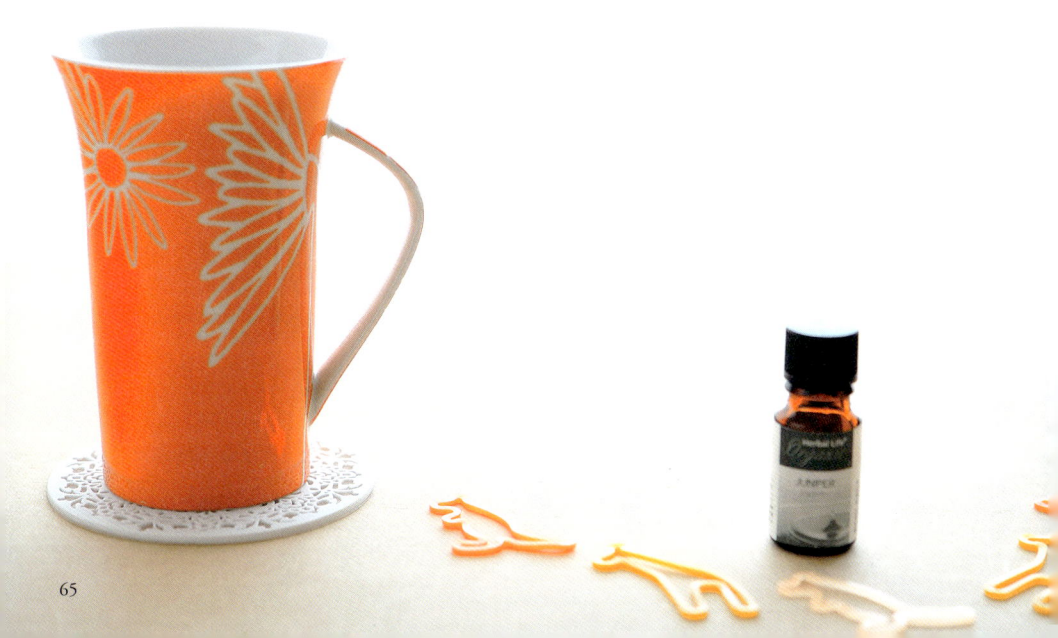

人間関係
【環境】

過去のしがらみに固執している

ジュニパー

浄化のために盛り塩を

カパが過剰になると、過去のしがらみに固執してしまい、なかなか前向きになれません。

こんなときには、浄化が必要です。部屋の四隅に盛り塩をしてみましょう。紙の上に三角錐の形に塩を盛ります。好きな香りの精油を何滴か落としてもいいでしょう。三角形は、停滞しているものを上げる役目をします。

盛り塩は1週間ぐらい続けましょう。精油は毎日1滴ずつ落とすといいでしょう。

【部屋に盛り塩】

盛り塩にかける精油は、好きな香りのほか、樹木系がよく、ジュニパーをおすすめします。自分の思いや意志を人に伝えるとき、言葉で表現するのを助ける力があります。

盛り塩にジュニパーの香りをかけることで、ネガティブな気持ちを取り除き、浄化を促します。

【レシピ】
塩を三角錐の形にかため盛り、ジュニパー精油を1〜3滴ふりかけ、部屋の四隅に置く。

✤ Point
塩は浄化力が強い岩塩をおすすめしますが、なければ海塩でも大丈夫です。

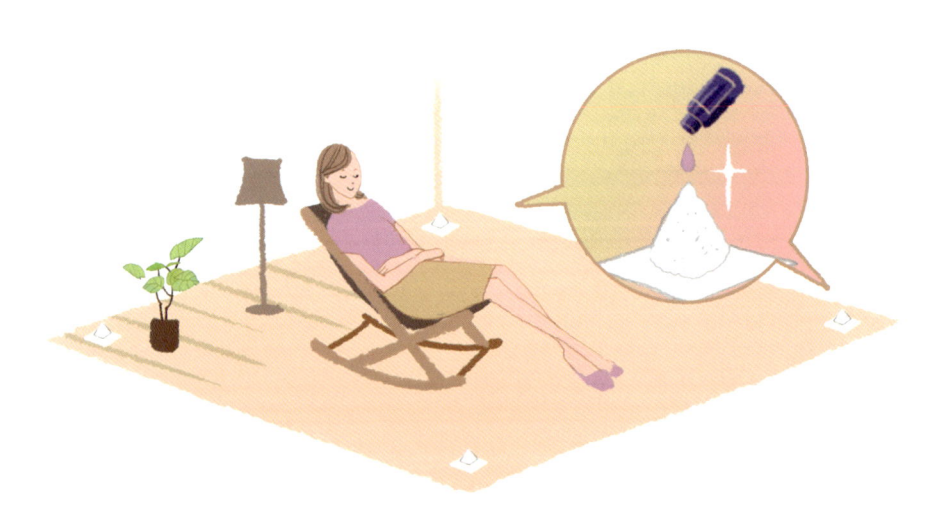

環境 / 人間関係 / Kapha

環境 / 人間関係 / Kapha

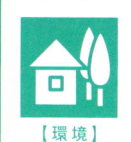

人間関係【環境】

無口になってしまう

ユーカリ

ユーカリで勢いをつけて

　言いたいことがあるのに、なかなか言えないような人間関係が広がるのが、カパが過剰なとき。胸のうちにしまい込んでいた思いを、つい口走ったときには相手に伝わりにくい言い方だったり、誤解されたり。そうなると、ますます無口になってしまいます。

　そんなときは、かえって言いたいことを元気に明るく言ってしまったほうがうまくいきます。思いきって明るく声をかけていきましょう。

　少しぐらい失敗しても落ち込まないで。まず、勢いをつけるイメージトレーニングなども行ってみましょう。

【勢いをつけるイメージトレーニング】

　ハキハキと会話をするには、声をしっかり出すことが必要。その勢いをつけるためには、ユーカリの力を借りましょう。時間がないなら、精油のふたを開けて香りを吸うだけでもOKです。そして、イメージトレーニングをします。

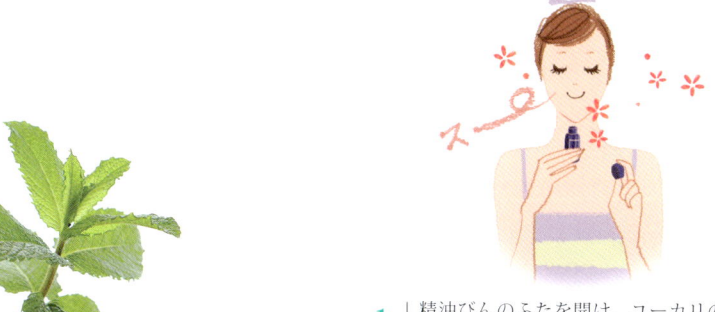

1　精油びんのふたを開け、ユーカリの香りをかぐ。

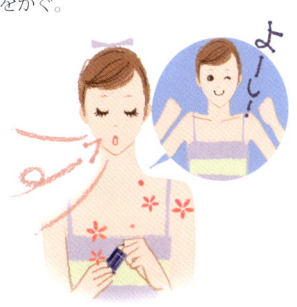

2　ゆっくり息を吐き、「よーし！」「それっ！」と自分にかけ声をかけて励ます

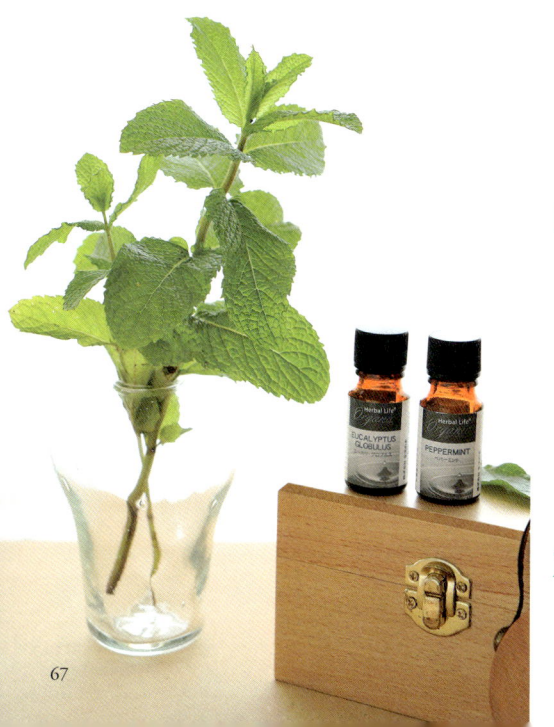

時間【環境】 — けだるい朝に

ローズマリー

朝、絹の手袋で乾布摩擦

カパに支配されている時間帯は、朝も夜も6時から10時。目覚めや食事、仕事や学校の行き帰りなど、生活のリズムを作るときです。

また、夏は冷房のききすぎ、冬は低温で冷えを感じやすい時間帯でもあります。

絹の手袋に精油を1滴落とし、その手袋で体をさすり、乾布摩擦をしましょう。手袋が手ぬぐいのかわりになりますし、天然繊維で肌に優しくなじみます。

特に朝の乾布摩擦は気持ちがいいものです。

【絹手袋の乾布摩擦】　＊乾布摩擦は素肌に対して行います。

絹の手袋で、シュッシュッとマッサージを行ってみましょう。精油は元気になれるローズマリーがいいでしょう。冷えを緩和してくれます。

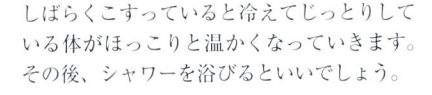

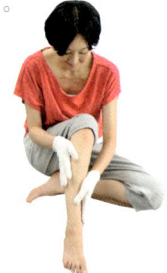

しばらくこすっていると冷えてじっとりしている体がほっこりと温かくなっていきます。その後、シャワーを浴びるといいでしょう。

1｜脚
絹の手袋を用意（通販などでも買える）。ローズマリーの精油を1滴落としてこすり、香りを出す。足首から上に向かってこする。

2｜おなか→腰
互い違いの方向に、おなかを温めるように上下左右にこする。

3｜デコルテ
脇のリンパを刺激してから、鎖骨に向かってこする。

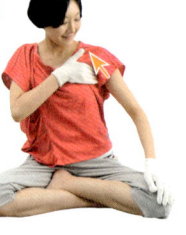

4｜腕
手首からひじ、ひじから腕の付け根へ向かってこする。

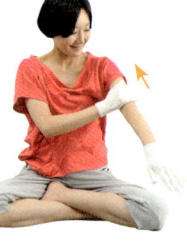

5｜首
首の付け根から肩まで繰り返しこする。

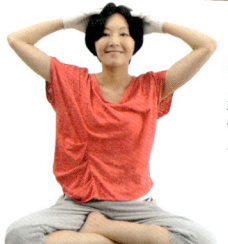

6｜頭
最後に頭も軽やかにつかむようにマッサージ。

環境／時間　Kapha

環境　季節・自然

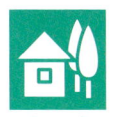

Kapha

【環境】季節　春、眠気が続くとき

ユーカリ

自家製バスソルトで入浴を

環境にカパが多いときは、体液が停滞して体調をくずすことが多いもの。特に春の季節は気候の変化が大きく、体も心もつらくなりがちです。だるさが抜けず、眠気がとれにくいことも。バスソルトを入れたお風呂でリフレッシュしましょう。

【全身浴＋冷水トリートメント】

バスソルトで樹木の香りに包まれて入浴した後は体に冷水をかけて刺激を。できれば朝、入浴しましょう。

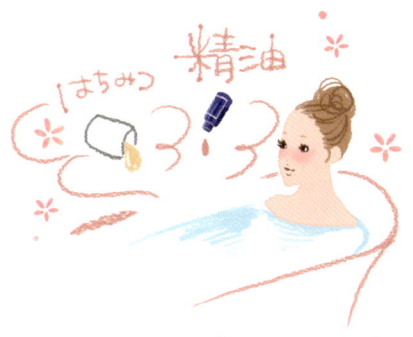

【レシピ】
岩塩などの塩50gにはちみつ大さじ1、ユーカリの精油3滴を混ぜる。

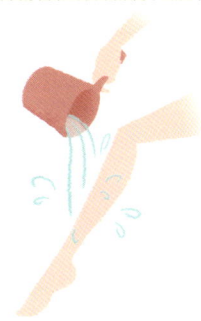

1　41.5〜42℃の熱めのお湯にレシピのバスソルトを入れて全身浴を。

2　温まったら、冷水を体にかける。次にお湯と水を交互にかける。ひざ下から始め、腰下、胸、全身と、じょじょに上まで。これで、朝からスッキリ！

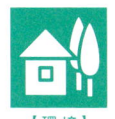

【環境】自然　どんよりした春の日

朝の散歩がおすすめ！

イスに座った姿勢が多く、どうしても室内にこもりがちなカパ環境。でも、急に海や山に繰り出すと、体調を崩すこともあります。まずは、散歩で体をほぐしましょう。

できれば少し早起きをして、朝の散歩をしてみましょう。樹木の香りをいっぱいに吸い込んで、リラックスしながら歩きます。

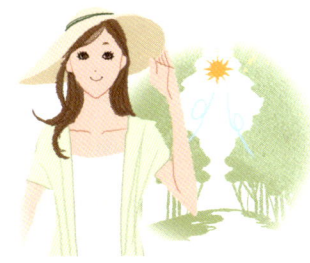

［体にヴァータが多いときのあなたは］

トラブルや病気が起こりやすいとき

都会人はヴァータ的な体になっていることが多いもの。そして、体にヴァータ的な要素が多いときが、病気などの身体的なトラブルが一番起こりやすいときでもあります。

日々があわただしく、睡眠不足になりがちですし、ストレス、風邪や全身疲労、肩こり、腰痛や背中の痛みなどが起こりやすいのが特徴です。

最初は「たいしたことがない」「すぐに治るはず」と思っていても、これらの症状は、ただ目や肩などの器官の問題にとどまらないことが多いのです。人間の体は筋肉や神経、血管がはりめぐらされているので、どこか小さなところでトラブルが起こると、それが全身につながってしまいます。たとえば、首や背中のこりが腰痛につながったり、ストレスから循環器の不調につながり、心臓などのトラブルが起きたり。

ですから、小さなトラブルだと見過ごさないで、小さなうちにこそアーユルヴェーダアロマテラピーの力で体の調子を整え、不調を解決してしまいましょう。

次ページからは、不調の症状に合わせた対処法を紹介していきます。

睡眠不足

風邪

肩こり

腰痛

スキンケア【体】　肌の潤いが少ない

ラベンダー　ローズマリー

水分や油分を十分に与えて

　乾燥や冷えが気になるときはヴァータが体に増えているとき。どうしても肌がかさつきがちです。肌のお手入れをするときは、保湿成分がしっかりした化粧水や乳液を使い、夜は保湿クリームをきちんと塗って休みましょう。また、睡眠不足は肌の乾燥のもと。夜更かしはやめて、せめて日付が変わらないうちにベッドに入りましょう。

【ヴァータの肌マッサージのしかた】

　肌がヴァータ的になっているときは、夜のお手入れが大事です。スキンケアには保湿成分の豊富な化粧水や乳液を使い、優しくハグするように頬を包んでマッサージを。不安定な風のエネルギーをしずめることで、安眠にも効果があるでしょう。

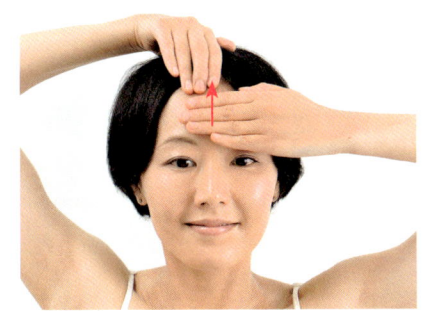

1 親指以外の指全体でこめかみから額にかけて上方に引き上げる。

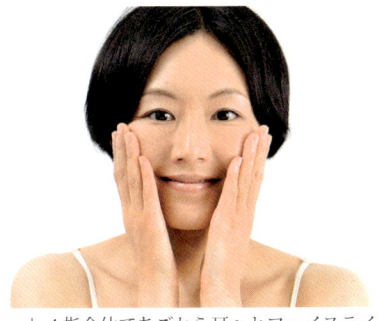

2 4指全体であごから耳へとフェイスラインを引き上げる。

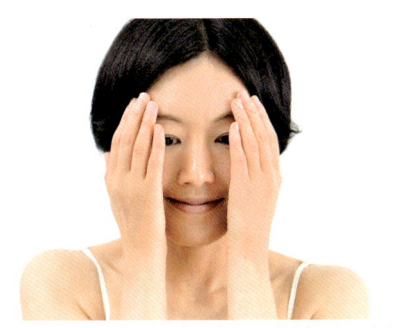

3 手のひら全体で顔を包み、外側にゆっくりと開く。

ヴァータのフェイシャルスチーム

　洗面器にお湯を張り、精油を1滴入れて静かにかき回したら、その蒸気の上に顔を当てます。精油の成分を肌に浴び、香りをかぐことで、肌も体も心もリラックスします。精油は、ラベンダー、ローズマリーなどが適しています。
　精油の成分が刺激となることがあるので、目は閉じて行いましょう。
　蒸気が逃げないように、バスタオルなどを頭からかぶるとさらに効果的です。

ヘアケア【体】

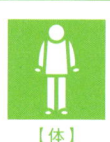

枝毛ができやすい

ラベンダー / ローズマリー / オレンジ / ゼラニウム / サンダルウッド / イランイラン / ジンジャー

乾燥での枝毛にヘッドマッサージ

風と空のエネルギーを受けやすいヴァータ的な体調のとき、髪は乾燥してぱさつきがち。水分が少なくなり、枝毛ができやすく、まとまりにくい髪になってしまいます。ヘッドマッサージで頭皮を元気にしましょう。

【ヴァータのヘッドマッサージ】

髪が乾燥しているときは、頭皮も乾燥しています。温かい環境で以下のマッサージをし、頭皮の血液の循環をよくします。何もつけずに行ってかまいませんが、頭皮がカサカサだと感じたら、レシピどおりのマッサージオイルを手につけて行います。

【レシピ】
温めたセサミ油小さじ2にラベンダー、ジンジャー、オレンジ、ゼラニウム、サンダルウッドなどから精油を1滴混ぜる。

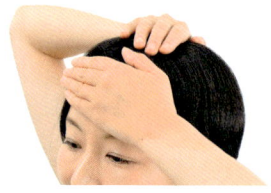

1 左手を額に置き、右手を添える。

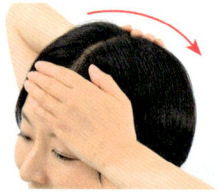

2 右手を頭頂まで引き上げる。

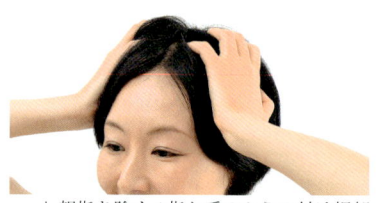

3 親指を除く4指と手のひらの付け根部分で頭を包みグッグッと押さえる。

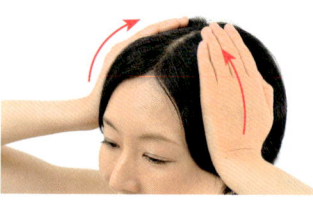

4 ジュースを絞るように5本の指で上に絞る。

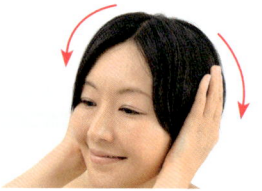

5 圧迫しながら流すように耳の下まで手を下ろす。

頭皮のオイルパック

マッサージ以外にオイルパックも効果大。セサミ油20mlにイランイランとローズマリー精油を各1滴入れたものを頭皮のオイルパックに使います。頭皮にすりこみ、シャワーキャップをかぶって30分ぐらいおいたあとに洗い流します。

デトックス 【体】

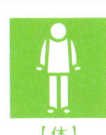

リンパの流れをよくして熱を逃がす

ラベンダー　ゼラニウム

固いもの、乾燥しているものを控えて

体にヴァータが多いと感じるときは、なにか「殺伐とした悪いもの」が体にたまっているような気がしてくるもの。

アーユルヴェーダでは、過剰なものが「毒」になると考えるので、できるだけ消化のいいものを食べましょう。

コーヒーなどの苦いもの、フランスパンなどの固いもの、シリアルやクラッカーなどの乾燥しているものは控えましょう。

【ヴァータのデトックスマッサージ】

ヴァータが過剰なときは、体の内側に毒素がたまりやすいもの。毒素をリンパに流しきります。長いストロークでスーッと流すようにします。

【レシピ】
温めたセサミ油大さじ1にラベンダー精油とゼラニウム精油を1滴ずつ混ぜる。

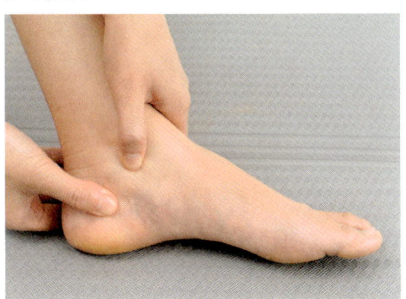

1　レシピのオイルを手にとり、くるぶしの内側を2カ所圧迫しながら流す。

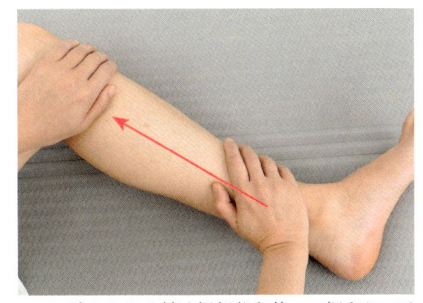

2　手のひらの付け根部分を使って押さえては流す、を繰り返しながら、くるぶしからひざの裏まで上へ流す。

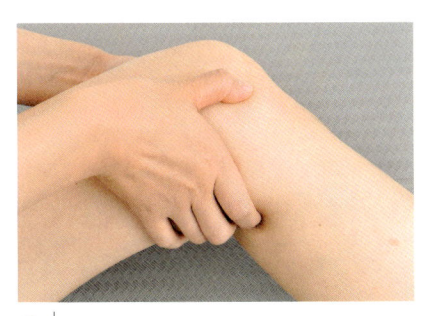

3　膝裏をほぐすつもりで押さえる。

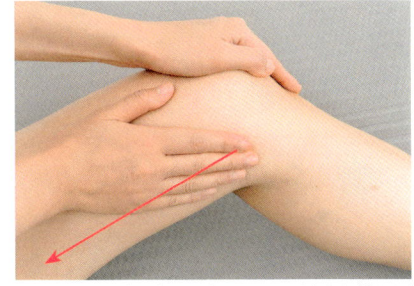

4　ももの付け根まで押さえては流すを繰り返して上へ流す。脚の付け根まで行う。1〜4を繰り返す。

肩こり

【体】 ラベンダー ローズマリー

筋肉の疲労をほぐし、心の緊張もゆるめる

ヴァータが過剰になると、忙しく動き回ってストレスを感じ、血管が収縮し、新鮮な酸素や栄養素を体の隅々に供給できなくなるため、老廃物が滞り、痛みも生じるようです。

こんなときには、肩甲骨の運動をするとかなり緩和されます。肩もみも自分でやってみましょう。ラベンダーやローズマリーの香りを感じながら実践すると効果的です。

【肩甲骨の運動】

肩こりを軽減する手っ取り早い方法は、肩甲骨を動かすこと。以下のような運動を1日に3回ぐらい行いましょう。

1 │ 背中の後ろで両手の指を組み、10秒ほど胸を開く。

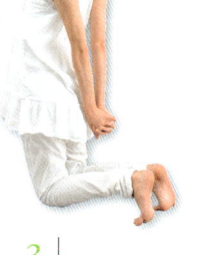

2 │ 両手の指を胸の前で組み、背中を丸めて10秒ほど肩甲骨を開く。

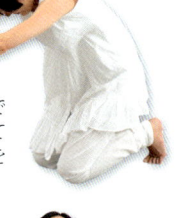

3 │ 両手を上げ、肩甲骨を上下させてよく動かす。

4 │ 両手指先を肩に置き、ひじが顔の前で触れるようにする。

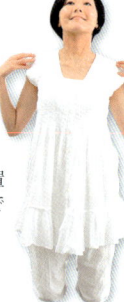

5 │ ひじを上へ引き上げ、後ろへぐるりと回す。

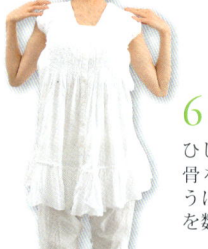

6 │ ひじを後方に引き肩甲骨を背骨に寄せるように胸を開く。4～6を数回行う。

便秘

【体】　ローズマリー　マジョラム

ストレスや不安も原因に

　ヴァータ的な体調のときは、便秘が起こりやすいもの。緊張が続き、体がこわばり、ストレスを感じるため、腸の動きを悪くすることがあります。また、忙しい生活が、不規則な食事や睡眠につながり、それが要因となって便秘となることも多いでしょう。

　便秘とは、便が数日出なくなることだけではありません。便の量が少なかったり、硬かったり、残留感があることも、すべて便秘だと言われます。

　まずは、生活の中で少しでも心の余裕を取り戻し、野菜の多い食生活を心がけましょう。玄米や全粒粉のパンを食べることや、アロママッサージも便秘解消につながります。

【腹部のアロママッサージ】 ＊素肌に対して行います。

腹部を時計回りにゆっくりとなぞり、レシピどおりのマッサージオイルで静かに数周マッサージ。ゆっくりと息を吐いたり吸ったりしながら行うと、さらに効果が期待できます。

【レシピ】
温めたセサミ油小さじ1に、マジョラムかローズマリー精油を1滴混ぜる。

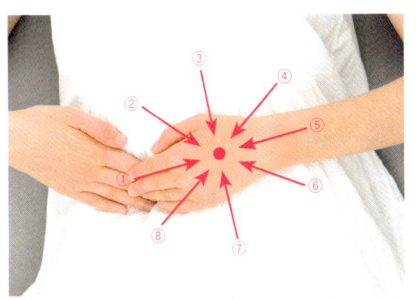

1　レシピのオイルを手にとり、お腹の外側からおへそに向かって8方向からマッサージ。

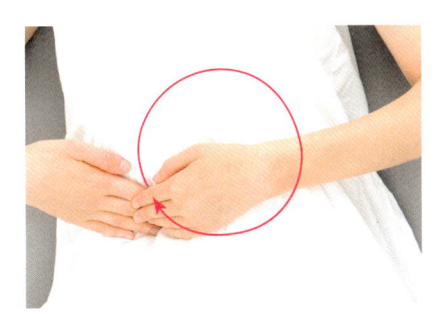

2　時計回りにゆっくりと回転させる。

❋ Point
腸の動きがスムーズになるようにゆっくり時計回りにマッサージ。

貧血
【体】

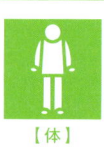

無理なダイエットより食事で改善

　貧血はほとんど自覚症状がないこともあるようです。血液中のヘモグロビンが12g/dl以下の場合が貧血と診断されますが、診断されてはじめて自分が貧血だと自覚する人も多いでしょう。もっとも多い貧血は鉄欠乏性貧血といわれています。

　女性は毎月の生理の出血で鉄分が失われます。特に経血の多い人は要注意。子宮筋腫などの病気も考えられるので、あまりに多いようなら婦人科の受診を。

　また、最近では無理なダイエットにより、タンパク質やビタミン、葉酸などが不足して起こる貧血もあります。栄養バランスに気をつけながら、健康的な食生活を心がけましょう。

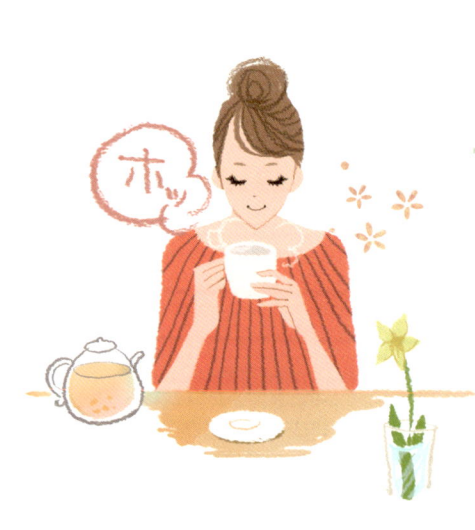

【ハーブティーを飲む】

　カモミールジャーマンやペパーミントのハーブティーをゆっくり飲むことも癒やしにつながり、貧血のつらさを緩和します。

> ❧ *Point*
> 上記以外でハーブティーを選ぶなら、貧血にはネトルを。貧血を予防するだけでなく血液浄化、体質改善を進めます。

【食事による改善】

　レバー、ニンニク、豚肉、ホウレンソウなどをつとめてよく食べるようにしましょう。胃腸の調子が悪くなければ、レーズンを毎日食べるようにするのも効果があります。

　夜にひと握りのレーズンをカップ1杯の水に浸し、それを翌朝食べるのもおすすめです。

ニンジンと赤カブのジュース

空腹時にニンジンと赤カブのジュースを飲むと貧血予防になります。

【レシピ】
新鮮なニンジン1本と赤カブ2個、水50mlをミキサーに入れ、スパイスのクミンシードを加える。

眠れない（不眠）

【体】　　ラベンダー　オレンジ

安眠効果の高いラベンダーやカモミールを

　安眠するためには、眠る前に精油を加えたお湯でゆっくりと半身浴を。ヨガの「眠れる英雄のポーズ」で心身の疲労を取り除くことも、ヒントになります。

　昼と夜を逆転させた生活は、睡眠のサイクルが狂ってきます。これを修正するためには、朝起きたらすぐにカーテンを開けて、太陽を浴びて体を覚醒させること。逆に、夜はテレビやＤＶＤ、パソコンなどで目の前を明るくするのは入浴前まで。入浴後は部屋を暗めにして神経をリラックスして、自然に眠りに入れるようにしましょう。

【眠れる英雄のポーズ】

就寝前に精油の香りをかいでからこのポーズを１分程度保ってみましょう。

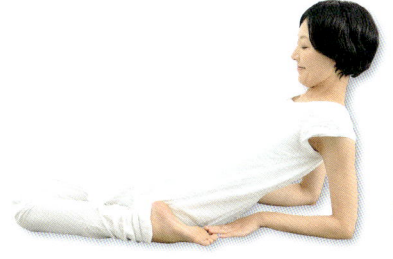

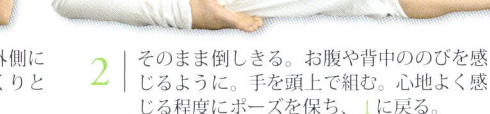

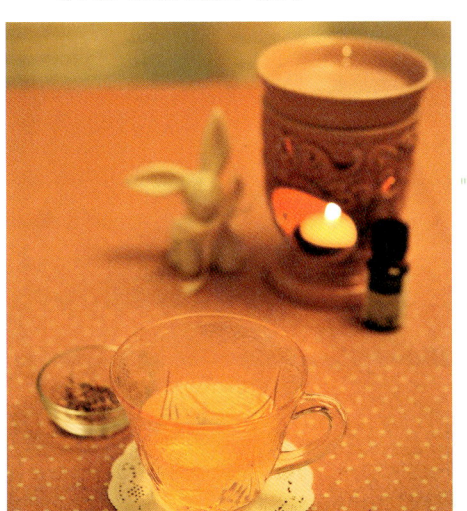

1　正座をして、写真のように両脚を外側にする。しっかりと息を吸い、ゆっくりと吐きながら上体を後ろに倒す。

2　そのまま倒しきる。お腹や背中ののびを感じるように。手を頭上で組む。心地よく感じる程度にポーズを保ち、1に戻る。

【眠る前にカモミールティー】

　就寝前30分ぐらいに、鎮静の役目を果たすカモミールジャーマンのお茶を飲みます。部屋を暗くして、オレンジの精油を香らせると、眠りに誘われる効果が。ただし、火を使ったアロマポットを使う場合は、火を消してから眠りにつくようにしましょう。

冷え性

【体】

ラベンダー

ショウガの力で保温

冷え性は、ヴァータが増えすぎて血液循環が悪くなって起こると考えます。消化力低下も原因のひとつ。

冷え性の改善には、食事の見直しも重要。冷たい飲み物や生野菜はできるだけ避け、消化のいい、温かいものを。体を温めるショウガ、ニンニク、コショウ、唐辛子を積極的にとるのもいいでしょう。右記の冷え取りドリンクもおすすめ。

寒くてつらい日は、足浴で体を温めましょう。

冷え取りドリンク

【レシピ】
ショウガひとかけをスライスし、2ℓの水に入れて煮出し、1ℓにまで煮詰める。1日のうち何回かに分けて飲む。

体 / 冷え性 / Vata

【足の温浴】

深めのバケツなどを用意し、くるぶしまでつかるぐらいの41℃程度のお湯を入れます。お湯にはラベンダーの精油1〜3滴とショウガひとかけのすり下ろしを入れて混ぜておくとよいでしょう。湯がぬるくなったら、熱湯を少し足します。

20分程度、温浴したら、両足を見て、赤くなっていない方の足のみ、さらに5分温浴を。ラベンダーは冷性の精油ですが、ショウガと合わせることで冷え対策にも効果的です。

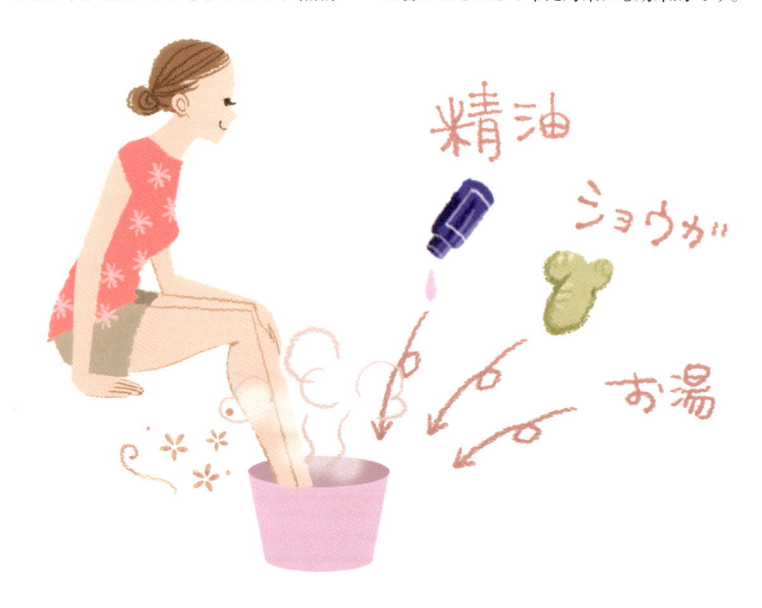

疲労 【体】

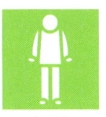

ゼラニウム　バジル　マジョラム　ローズマリー

夕方の疲労はヴァータの過剰から

仕事や勉強の疲れが夕方に出てくるような場合は、アーユルヴェーダではヴァータが過剰な状態と考えます。疲労は自分では気づきにくいので、最近忘れ物が多い、計画性がない、人の話を聞いても上の空、という場合はヴァータが過剰だと考え、休息をとるのがいちばん。特に、睡眠を十分にとってください。

ヴァータの疲れには食事も大切です。低タンパク質、低脂肪、高炭水化物食がよく、玄米に豆腐やシラス、ホウレンソウなどを入れた雑炊、豚肉や小松菜、ニンジンを使った炒めものなどを食べましょう。甘いサツマイモをふかして食べるのもいいでしょう。

【芳香浴】

疲れているときは、あまり手間のかかるトリートメントはせず、ゆっくり過ごして疲労から解放されることが先決です。ゼラニウム、ローズマリー、バジル、マジョラムなどの精油のふたを開け、直接香りを吸って芳香浴を楽しむことが一番手軽です。

【半身浴】

バスタブにぬるめのお湯を張り、芳香浴と同じ精油の中から好みのものを1〜3滴入れて、ゆっくりと半身浴をすると疲れがとれます。

【スプレーで拡散】

上記の好みの精油を使ったルームフレグランスを作り、お部屋にスプレーすることもおすすめします。

【レシピ】
遮光性のあるスプレー容器に精製水95mlと、無水エタノール5mlを入れ、上記の好みの精油を20滴落として混ぜる。

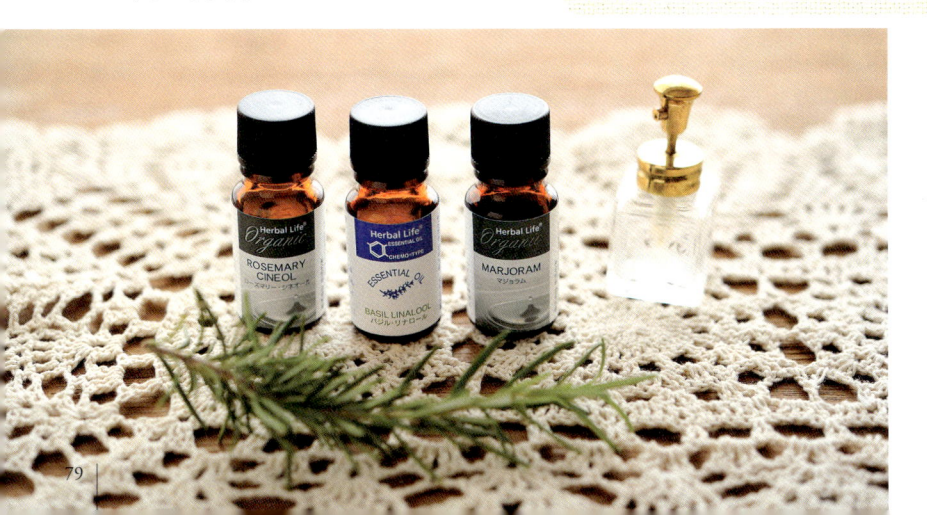

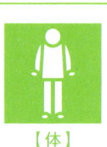

腰痛

【体】

ラベンダー　ゼラニウム　ローズマリー

まず受診し、異常がなければ運動を

ヴァータが過剰になったときに起こりやすい腰痛。ちょっとした腰痛なら、一時的な筋肉の疲労が原因でしょう。また、精神的な緊張が続くと筋肉の緊張が起こり、腰痛が悪化することも。

腰痛があるときはまず、整形外科などを受診し、大きな問題がないのなら、ヨガで改善する方法をおすすめします。

【腰痛を改善するヨガ】

ラベンダー、ゼラニウム、ローズマリーなどの精油の香りをかぎながら、ゆっくりとヨガを。痛みを感じたらすぐ中止します。座骨神経痛の人は脚を伸ばしきらないで無理せず行いましょう。丸くなって休むだけでも効果があります。

1　あおむけに横になり、両ひざを抱える。ひざを曲げてゆっくり胸に近づけていく。息を吐きながら膝を胸に近づけ、息を吸っておなかがふくらんだ分だけ、ひざがおなかから離れる感じで、腰の様子を探る。これがつらいようなら横向きで行う。

2　いったん脚を伸ばし、手のひらは床に向ける。左ひざをおなかの方に両手で持ってきてから、右手でそのひざを右の床にゆっくりと近づけるようにする。ゆっくり呼吸をし、吐くたびごとに痛みや苦痛が消えていくと念じながら行う。反対側も同様に。

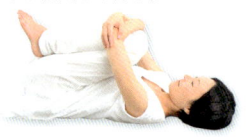

3　膝を曲げて腰背部の緊張をゆるめ、血行をよくする。吸って腰を浮かせ、吐いて腰を下ろす。

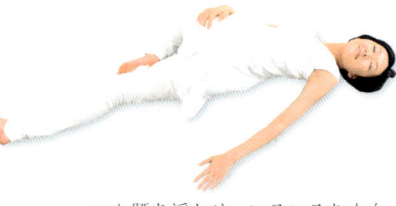

4　腰を浮かせ、いろいろな方向に動かす。

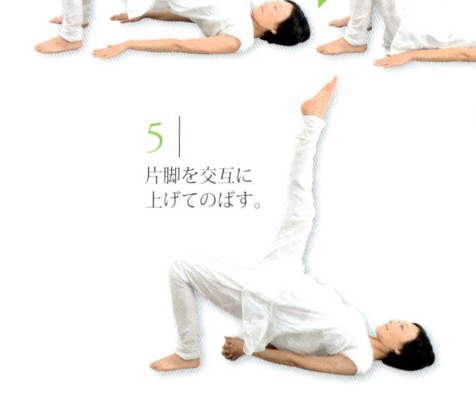

5　片脚を交互に上げてのばす。

6　右の方へ腰をスライドして腰の状態を調べ、無理のないところまで右側全体の腰が気持ちよく伸びるようにする。さらに右の脇腹も伸ばす。反対側も同様に。やりにくい方は、ていねいに体の声に耳を傾けながら行う。

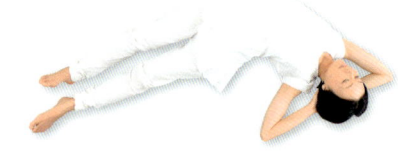

体／腰痛／Vata

風邪の初期

【体】　ユーカリ　ペパーミント　ジンジャー

のどの乾燥をやわらげる

風邪をひく前やひき始めの頃は、ヴァータをしずめることがポイント。のどが乾燥してイガイガすることから風邪が始まることが多いですから、特にのどのケアを大切にしましょう。

うがいや吸入のほか、蒸気浴などもおすすめ。熱がなく、体調がそう悪くないときは、お風呂で温まることも有効です。

せきや鼻水などの症状はかえって抑えないほうがいい場合もあります。体内の風邪の要素を外に出そうとしているためもあるので、安易に薬などで封じ込めず、以下のような対処法を実践してみましょう。

【蒸気吸入】

マグカップにお湯を張り、ユーカリかペパーミントの精油を1滴落として、その蒸気を口をあけてゆっくりと吸い込むこと。鼻からも吸い込んで、鼻の通りをよくしてあげましょう。

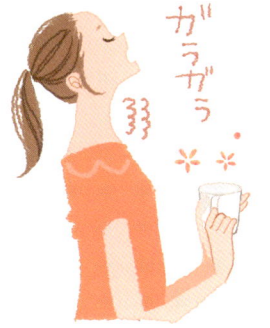

【ハーブティーでうがい】

カモミールジャーマンのハーブティーでうがいをします。番茶のうがいも同様に効果が期待できます。

【ジンジャーで温まる】

熱がなく、体調がそれほど悪くないときは、ぬるめのお風呂でよく体を温めます。そのとき、ジンジャーの精油を3〜5滴ほど入れるとよく温まります。

入浴後、ショウガ、はちみつ、レモンを入れたお湯を飲み、体が冷えないうちに眠ってしまいましょう。

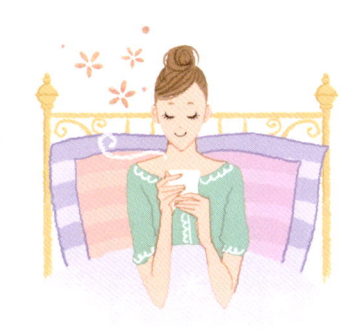

頭痛

【体】

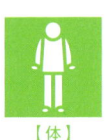

ラベンダー　ペパーミント

緊張や冷えが原因なら血行改善を

　ヴァータ性の頭痛は首から後頭部にかけて持続的に痛みがある、というものです。午後か夕方の早い時間から始まることが多いでしょう。これは不安や緊張、冷えなどが原因で、筋肉が緊張して起こります。肩こりや目の使いすぎから生じることも多いでしょう。

　こうした頭痛は、血行をよくすることで改善する場合も多いです。P72のヘアケアのときのマッサージをひととおりしてみましょう。またラベンダーやペパーミントを使った対処法もおすすめです。

　ひどい痛みのときや体験したことのない痛みのときなどは、大きな病気が隠れていることがあります。体調が悪いときは、受診をしましょう。

【ウサギのポーズ】

頭痛の軽減には、ウサギのポーズが適しています。ラベンダーの香りをかぎながら行います。

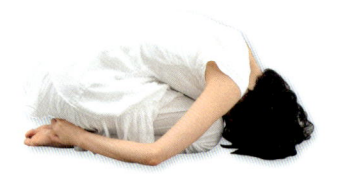

1　正座の姿勢から、頭頂部をしっかりと床におく。手は足首のあたりにおく。

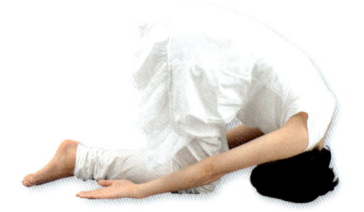

2　ゆっくりおしりを持ち上げ、背中も丸くしていく。このとき、頭頂部を摩擦する。

【こめかみをマッサージ】

　レシピのオイルを両手の指にとり、こめかみをマッサージ上から下へ、下から上へなでるようにマッサージします。

【レシピ】
セサミ油小さじ1にラベンダー精油を1滴混ぜる。

【首筋を伸ばす】

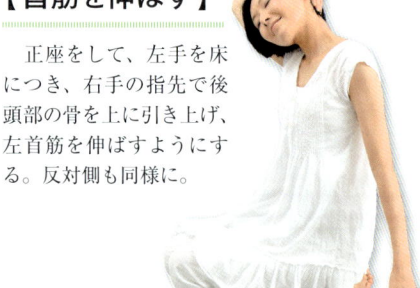

　正座をして、左手を床につき、右手の指先で後頭部の骨を上に引き上げ、左首筋を伸ばすようにする。反対側も同様に。

女性特有の症状【体】 — 生理痛、生理不順

クラリセージ　ベチバー　ラベンダー

不安や緊張で不調になる場合は下腹部のマッサージを

生理が来るたびに憂うつになる人は多いもの。特に生理痛がひどい人はつらいですね。子宮筋腫・子宮内膜症のほか、子宮や卵巣などに原因がある場合もあるので、あまり痛いなら、一度は受診したほうがいいでしょう。しかし、異常がないのであれば、アロママッサージなどで鎮静させるのもよい方法。クラリセージは冷性、乾性の精油ですが、女性ホルモンに似た作用を持つことで知られ、特に生理痛などに効果があります。

特にヴァータの過剰は、不安や緊張感、ストレスから生理痛や生理不順になる場合もあります。また、風の影響で膣が乾き、体重が減ってくることも。全身のこりをゆるめ、リラックスしましょう。

【温湿布】 *素肌に対して行います。

レシピの湿布を腰や下腹部に当てて温湿布します。写真のように仙骨の位置に湿布をしても効果が。

【レシピ】
1ℓの湯に1滴のラベンダー精油を入れて混ぜる。布を浸して軽く絞る。

仙骨

【下腹部のマッサージ】 *素肌に対して行います。

ラベンダーは鎮静とけいれんを抑え、クラリセージは子宮の収縮をしずめ、ベチバーには不安感を安定させる作用があるといわれます。

【レシピ】
セサミ油小さじ2にラベンダー精油2滴、またはクラリセージ精油とベチバー精油各1滴を混ぜる。

下腹部

立てひざをして背筋を伸ばす。マッサージオイルを下腹部に塗り、上から下、下から上へとスーッと手のひら全体でマッサージをする。上から下へマッサージするときは、ぐっと押すように、下から上へのときはソフトにマッサージ。

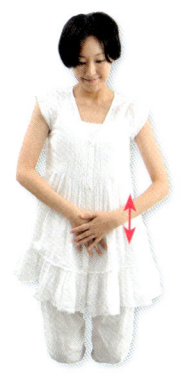

［体にピッタ🔥が多いときのあなたは］

頑張りすぎて内臓の病気になりがち

ピッタが増えすぎると熱がこもり、その結果異常な汗っかきになり、湿しんやじんましんなどが出ることがあります。これは皮膚の問題ではなく、むしろ内臓のトラブルの反映であることも多いでしょう。

仕事や家事、勉強に情熱を燃やし、とことん突き進まねばならず、無理に無理を重ねるような過剰に頑張っているときは、体調変化に気をつけてください。

基本的には快食快便なため、忙しくてもどんどん食べ、お酒も飲んでしまい、消化不良を引き起こし、肝臓に負担がかかってしまうことも多いのです。それがときとして、胃潰瘍や十二指腸潰瘍、心臓病、アルコール依存症などに発展することもあります。

そこまでいかなくても、常に頑張りすぎることで目の充血、口臭や体臭、抜け毛や白髪などがあらわれることも。

ときにはクールダウンして体も心も休めることが大切です。週に一度、月に一度、年に一度など、自分にごほうびの休息をとりましょう。

・抜け毛や白髪
・目の充血
・暴飲暴食
・トラブル

84

スキンケア 【体】 ／ ほてりをしずめたい

ペパーミント　ラベンダー

引き締め用スキンケアで

　火のエネルギーで肌もほてり、赤みがかっていることが多いでしょう。熱が体にこもってしまうと、湿しんなどのトラブルが起きてしまいます。

　ピッタの肌のお手入れの中心は、クールダウン。ほてりをしずめるよう、化粧水は収れん性のものを使いましょう。

【ピッタの肌マッサージのしかた】

　仕事のリーダーとして頑張っている人なら特に、小さな時間を見つけて、肌のマッサージを。ラベンダーの精油を1滴落としたグレープシードオイルを使い、額の中心からゆっくりと回転させるようなマッサージをします。こめかみや額の生え際は小さな丸を描くように。肌にたまった火のエネルギーをなだめ、穏やかな時間が戻ってきます。

【レシピ】
グレープシードオイル小さじ1にラベンダー精油を1滴混ぜる。

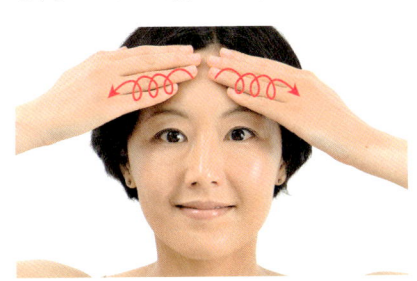

1　レシピのオイルを手にとり、額の中心からゆっくりと回転させるようなマッサージを行う。こめかみや額の生え際は小さな丸を描くように。

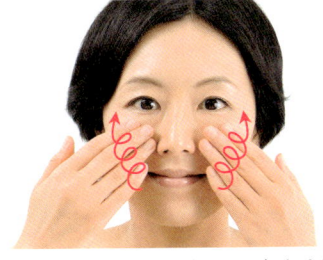

2　頬のあたりもくるくると回転させながらマッサージ。

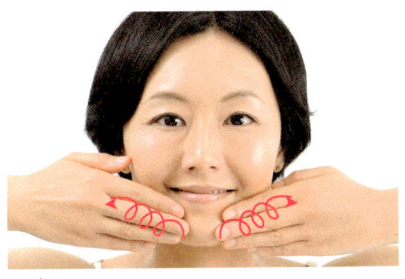

3　あごを開き、その流れで上にも上げる。

ピッタのフェイシャルスチーム

　昼間は肌の引き締めに努めますが、夜はフェイシャルスチームもおすすめ。洗面器にお湯を張り、精油を1滴入れて静かにかき回したら、その蒸気の上に顔を当てます。ピッタが強いときは、精油は、ペパーミント、ラベンダーなどが適しています。さわやかな香りに満たされて、クールダウンしましょう。蒸気が逃げないように、バスタオルなどを頭からかぶるとさらに効果的です。

ヘアケア　白髪、頭皮のほてり

つやはあるけれど白髪や抜け毛が

　ピッタの多い髪は、赤っぽくつやがあり、こしのないねこ毛のよう。けれど、ピッタの過剰は白髪や抜け毛などの心配があります。刺激的な日々とイライラ、眼精疲労や消化不良が原因になることが多いようです。

　まずはイライラや熱すぎる体を冷ますことが大事。クールダウンのために、頭皮なども冷やすといいでしょう。真夏の強い日差しでの外出には帽子をかぶって。

【ピッタのヘッドマッサージ】

　ピッタのヘッドマッサージは、燃える火をしずめるイメージでくるくると円を描くように行います。火のエネルギーをクールダウンさせるため、涼しい環境で行うのが基本です。オイルはなくても構いません。

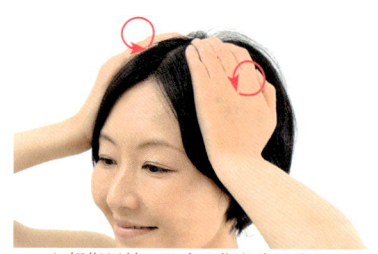

1　親指以外の4本の指を生え際におき、両親指を使って上から下、後頭骨周辺、下から上と円を描くように頭皮を動かしながらほぐしていく。

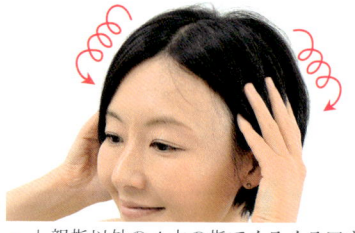

2　親指以外の4本の指でくるくる回すように、頭頂部から耳の上までマッサージ。

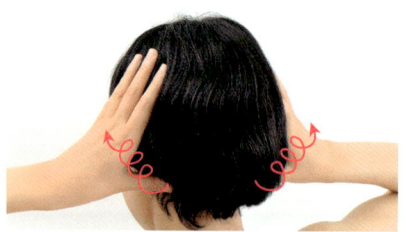

3　両手の親指の腹で小さな円を描いて首の付け根から耳のほうに向かっていく。回転は時計回り、反時計回り両方を行う。

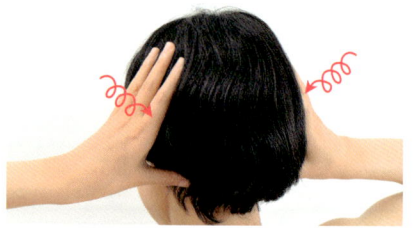

4　頭全体を親指と手の付け根でくるくるとマッサージする。

デトックス 【体】

熱を冷まし血液を浄化する

ラベンダー　ペパーミント

熱いものや刺激物を避ける

クールダウンすることがピッタのデトックスにつながります。

熱い食べ物やスパイスなどの刺激物はよけいに火のエネルギーを増すだけ。塩分や酸味も強すぎるとピッタを増やすので、穀類や野菜を中心にし、さっぱりと薄味のものを食べましょう。

また、ピッタの人は体力や消化力に優れているので、食事の量が多くなりがち。量を控えめにしましょう。

【ピッタのデトックスマッサージ】

ピッタが過剰なときは、熱を出すことが大事になります。リンパの流れをよくし、こりをほぐして体を浄化しましょう。レシピのオイルを使い、円を描くようにマッサージします。

【レシピ】
グレープシードオイル小さじ2にラベンダーとペパーミント精油を1滴ずつ混ぜる。

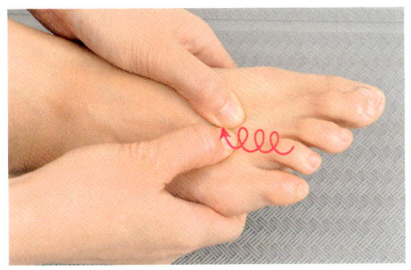

1 レシピのオイルを手にとり、足の中指と薬指の間の裏をぐっと押さえ、甲の骨の部分をくるくるとマッサージ。

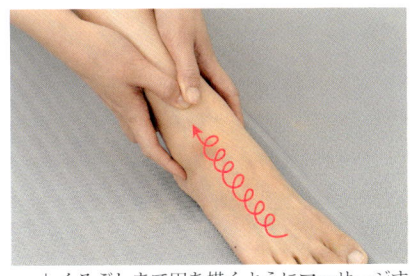

2 くるぶしまで円を描くようにマッサージする。

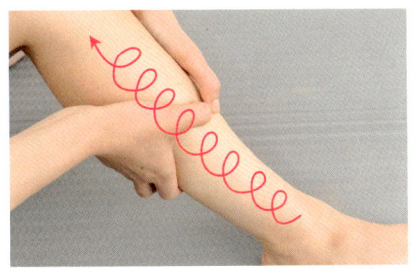

3 すねに両手の親指を置き、ふくらはぎにほかの4本をそろえ、親指同士を重ねるようにしてくるくると回しながらマッサージをして膝に向かう。

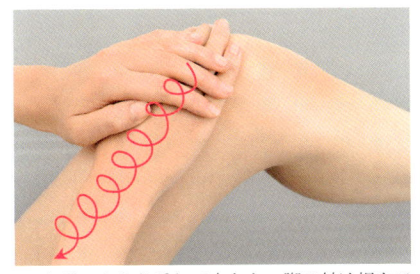

4 手のひらを重ねて太もも、脚の付け根までマッサージする。1〜4を繰り返す。

眼精疲労

【体】

カモミール
ローマン

パソコンの使いすぎやストレスから

ピッタが過剰になっているときは、リーダー的な仕事が増え、パソコンなどを駆使することも多いでしょう。また、目に火のエネルギーが多くなり、充血するなど、眼精疲労が激しくなりがちです。

仕事をするときの照明の状態をまずチェック。暗すぎたり、反対に強い光を浴びすぎたりすると、目にも体にもよくありません。また、肩こりがあるときは肩をほぐすと目の疲れも軽減することがあります。

眼球周囲の筋肉の鎮静のため、目のヨガをしてみましょう。昼間はクールダウンが必要ですが、夜は温かいものを飲み、血行をよくする温湿布で疲れをやわらげてあげることも大事です。

【目のヨガ】

目をくまなくあらゆる方向に回すことで、目の緊張をほぐします。

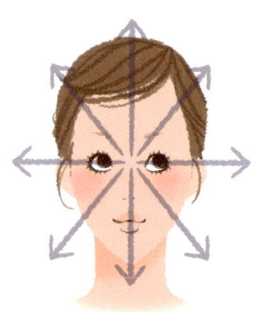

1 上から下、左から右、斜め左上から斜め右下、斜め右上から斜め左下へ、見える限界まで目線を移動する。それぞれ10回行う。

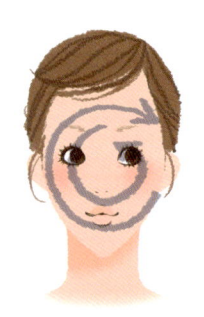

2 見える限界を見ながら、左回りに10回、右回りに10回、目線をぐるぐる回転させるようにする。

> ❖ Point
> ヨガのあとにはP56の「目を休ませる温湿布」の方法で、目の疲れを癒やしましょう。精油はカモミールローマンが効果的。

＊目の周辺はデリケートなので、湿布をする前に二の腕の内側などにガーゼを15分程置いて、かぶれないかどうか試しましょう。

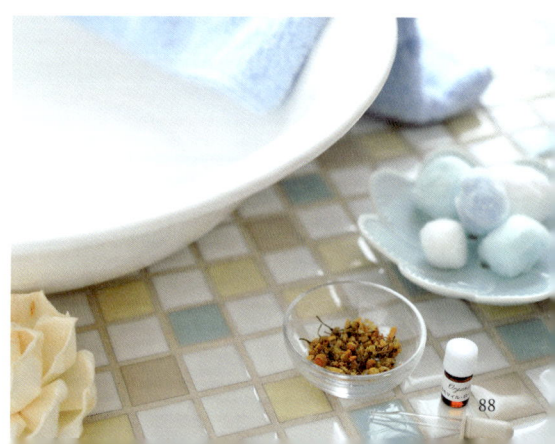

下痢 【体】

カモミールローマン　ラベンダー　ネロリ　ペパーミント

ピッタの過剰を浄化する作用も

　アーユルヴェーダでは、ピッタが過剰になったときに、下痢という形で浄化しようとする、と考えます。腸の炎症が下痢の原因になることが多く、それは火の過剰と考えられます。ですから、一時的な下痢は薬で無理に止めないほうがいい、ともいわれます。

　油の多い食べ物や消化の悪い食べ物をとるとますますひどくなるので、油分が少なくてさっぱりとし、おなかに優しいものを食べましょう。長く続くときや脱水症状を起こすようなときは、受診をしましょう。

【おなかのマッサージ】 ※素肌に対して行います。

　おなかが熱くなっていることで消化が悪くなり、下痢につながることも。さっぱりとしたグレープシードオイルとピッタ対応の精油で作ったオイルを手にとり、反時計回りにお腹のマッサージをしましょう。

【レシピ】
グレープシードオイル小さじ2にカモミールローマン、ラベンダー、ネロリ、ペパーミント、ユーカリのどれかの精油2滴を混ぜる。

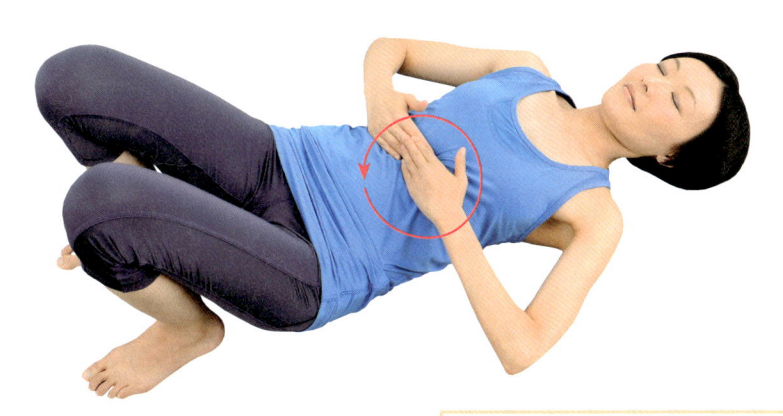

✿ Point
カモミールローマンには抗アレルギーの成分があるといわれ、ネロリにはピッタのイライラをしずめる力があるといわれています。ユーカリはウイルス感染の予防に役立つと考えられています。

皮膚トラブル、皮膚炎

【体】

カモミールローマン　ジャスミン　ラベンダー　ネロリ
ペパーミント　ローズ　イランイラン

赤いポツポツや湿疹は食事にも注意

　肌のトラブルは、刺激の強いものに肌が触れることによって起こりがちです。日焼け、化粧品のトラブルなどがこれにあたります。また、内臓の疾患でも起こることがあります。風邪やストレスなどから胃腸をこわし、湿疹という形で出てくることもあります。

　特にピッタが過剰なときは、赤いポツポツが出たり、湿疹の部分が熱くなることが多いようです。炎症がひどく、かゆみを伴うときには、皮膚科を受診してください。しかし、それほどひどくないときは、食事の変更などで改善することがあります。酸味の強い食材や香辛料は避けて、アーユルヴェーダアロマテラピーでの改善も期待できます。

【香りで肌も心もリラックス】

　ピッタ性の肌のトラブルの解消には、カモミールローマン、ジャスミン、ラベンダー、ネロリ、ペパーミント、ローズなど冷性の精油の使用が適しています。スプレーしてお部屋を香りで満たしましょう。

【レシピ】
遮光性のあるスプレー容器に95mlの精製水と5mlの無水エタノールを入れ、好みの精油をセレクトして20滴落として混ぜる。

【手作り入浴剤で入浴】

　肌を鎮静化するよう、ぬるめの湯に入ります。このときに、レシピの手作り入浴剤を入れましょう。

【レシピ】
不織布のお茶パックなどに海藻かスキムミルクを大さじ1程度入れ、カモミールローマン1滴、ラベンダー1滴、イランイラン1滴の精油を落とす。海藻は食用のものでもよく、乾燥していても生でもOK。塩分のないものを使う。

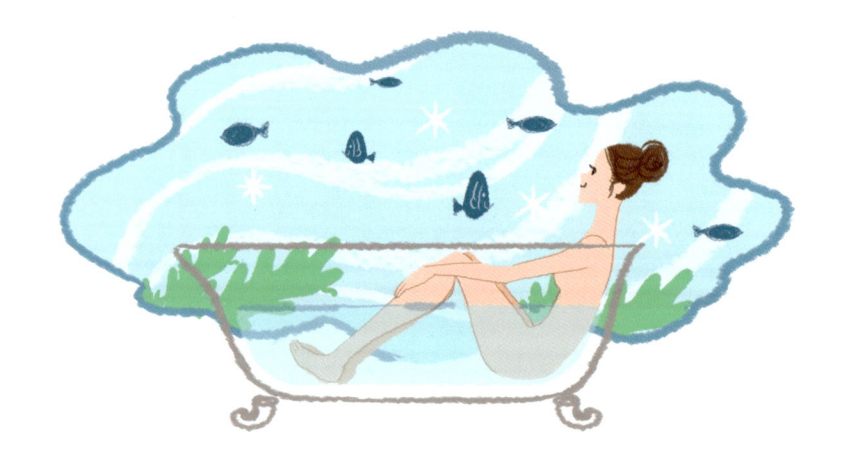

体　皮膚トラブル、皮膚炎

Pitta

胃痛

【体】

フェンネル / カモミールローマン

刺激の強い食材を避け、胃の内部を冷やす

　ピッタが多いときは、情熱的で何事にも邁進します。そんなときはいつもより強い空腹感を覚え、食欲旺盛になり、ときには暴飲暴食になってしまいます。すると、胃が熱くなり、中から燃えるような胃炎、潰瘍にもつながることがあります。

　胃に火のエネルギーが多いときは、食べ物に注意し、火のエネルギーを増やさないようにしましょう。スパイスや酸味の強いもの、塩分の多いものは避けるのが鉄則。これらは胃の粘膜を熱くし、ときにはただれを起こしたりします。生野菜や蒸した野菜、穀類、大豆加工品、乳製品を中心とした食事を心がけましょう。スパイスのコリアンダーやフェンネルを使った料理は体を冷ましてくれるので、ぜひ取り入れたいものです。

【体を冷やすハーブティーを】

　カモミールジャーマンなどのお茶を飲みましょう。熱すぎるお茶は熱を増やすので、少し冷めてから飲むようにします。

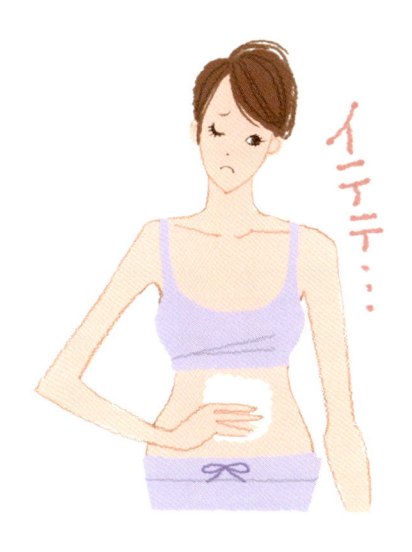

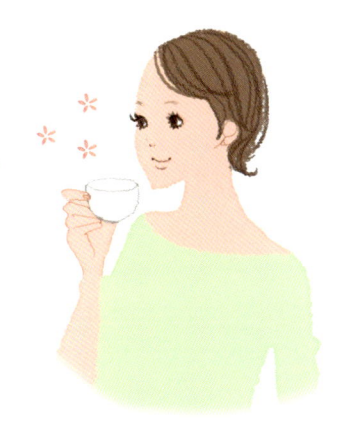

【腹部湿布】

　レシピの湿布を胃の上に当てます。10〜15分ぐらいそのままにし、クールダウンしましょう。昼間は常温、夜なら湯を使って温湿布をしてもいいでしょう。

【レシピ】
1ℓの水か湯に、1滴のペパーミントかフェンネル精油を入れて混ぜる。布を浸して軽く絞る。

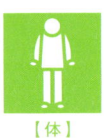

体がほてる

【体】　ペパーミント

体全体から燃えるような火の力が

体全体がほてるときは、全身に火のエネギーが充満し、なかなか冷めない状態です。火の力が強いため、冷たいものを少し飲んだくらいでは、あまり変化がありません。太陽の光を浴びすぎて日焼けしているときも同様だと考えてください。

このような症状のときは、とにかく熱を迅速に外に放出させることが大事です。さわやかな気分になれるペパーミント精油を活用するといいでしょう。

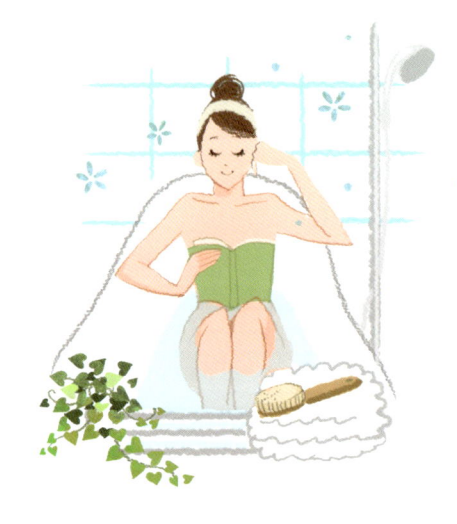

【ペパーミントの不感温湯】

皮膚を鎮静させるペパーミントのお風呂は、浴槽に精油を1〜5滴入れてゆっくり入ります。夏場なら体温と同じぐらいの37℃のぬるま湯に入ると、クールダウンができます。

【ペパーミントの香りを吸入】

ディフューザーやルームスプレーで部屋をミントの香りで満たしましょう。自分の周囲から外側へとスプレーします。香りに満たされているとよりよいクールダウンができます。

【レシピ】

遮光性のあるスプレー容器に95mlの精製水と5mlの無水エタノールを入れ、ペパーミント精油を20滴落として混ぜる。

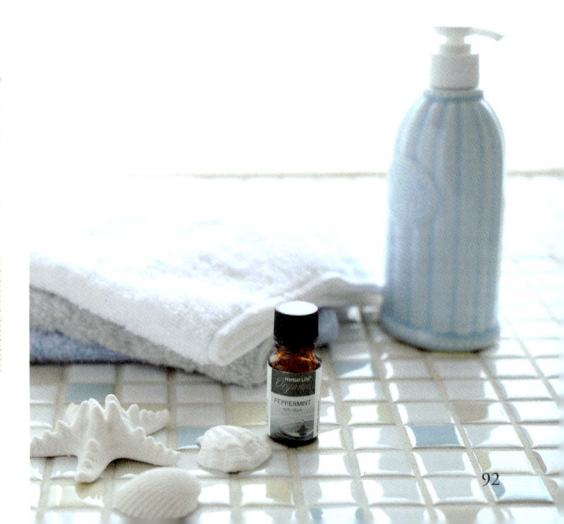

体 / 体がほてる / Pitta

二日酔い 【体】

ペパーミント　オレンジ　レモン

消化の火をまた働かせる

　二日酔いとは、アルコールによって全身にピッタが増え、消化力が働かなくなった状態。スムーズに消化力を高めるためには、弱った胃を優しく活性化させることが必要です。

　食材は、苦味のある番茶に酸味のある梅干しと塩味のあるしょうゆをたらし、ショウガの絞り汁を加えるとよいでしょう。

　また、オレンジの精油はピッタを増やしますが、二日酔いに効果のある柑橘系の香りとしておすすめです。すっきりしたペパーミントの香りを取り入れて、気持ちをシャキッとリフレッシュするのも効果的でしょう。

【オレンジ、レモンなどの精油を】

　柑橘類の香りは、二日酔いを楽にしてくれます。食べるのがつらいときは、ルームスプレーでお部屋をリフレッシュしましょう。

【レシピ】
遮光性のあるスプレー容器に精製水95mlと無水エタノール5ml、オレンジかレモンの精油20滴を入れて混ぜる。

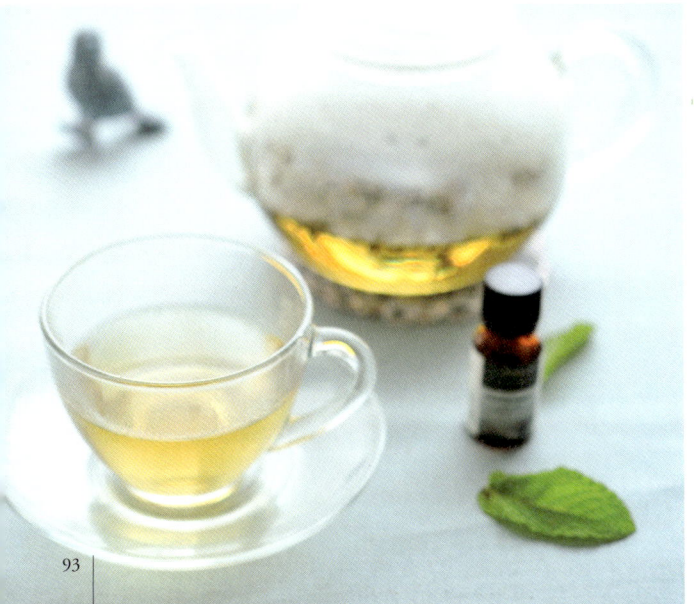

【ペパーミントのお茶を飲む】

　二日酔いのときは、水分も補給すべき。ハーブティー、特にペパーミントかレモングラスがよいでしょう。水よりも温かいお茶のほうがすっきりとします。

夏バテ
【体】

ラベンダー　フェンネル　ペパーミント

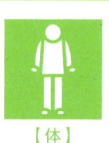

生活リズムを整え、消化を促す

夏の暑さのエネルギーに負けて消化力が低下している状態が夏バテ。全身に倦怠感があり、ときに熱が出ることもあります。暑くて睡眠不足になりがちなので、できるだけ昼寝などで睡眠を補いましょう。また、冷たいジュース、クーラーの冷たい風に気をつけましょう。

ピッタは火のエネルギーが過剰になりがちで、クールダウンをするのが基本ですが、この状態では冷やしすぎないことが大切。むしろ温かい白湯を飲んだり、消化のいい温かい料理を食べたりするようにしましょう。

【らくちんラクダのポーズ】

代謝が悪くなっているので、消化力を高めるヨガ「らくちんラクダのポーズ」で夏バテを乗りきりましょう。クーラーをきかせすぎず、自然な風を浴びながら行います。ラベンダー、フェンネル、ペパーミントの香りをお部屋に満たして行うとさらに効果が期待できます。

1　肩幅に脚を開き、両ひざをついて座り、腰に手を当てる。つま先は立てておく。目線は少し上。

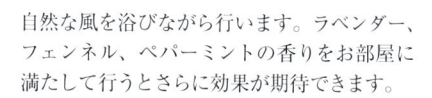

2　息を吸いながら上半身を後ろにそらせる。胸とみぞおちが開いていることを意識する。足はつま先立ちに。

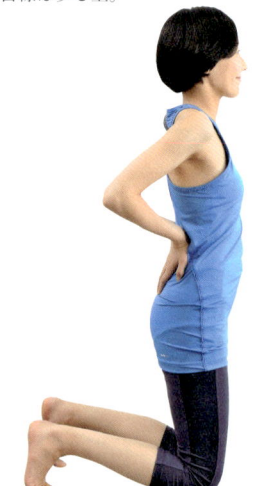

3　ゆっくりと吐いてもとに戻す。

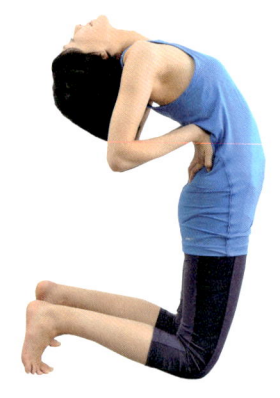

❖ Point
P77の眠れる英雄のポーズも夏バテ防止、解消に効果があります。

女性特有の症状【体】 | 更年期障害（顔のほてり）

クラリセージ　ローズ　ラベンダー

上がってきた熱の力を下げる努力を

女性が「体調が悪い」と感じるときには、女性ホルモンのバランスが崩れていることが多いようです。特に、40歳以上の女性で頻繁に顔がほてり、急な発汗があるような場合は、更年期障害を疑ってみましょう。

人生のピッタ期からヴァータ期へ移り変わる直前のこの時期、ピッタが過剰になり、火のエネルギーが活発になって、顔がほてる、どっと汗が出る、などの症状が現れます。また、体のピッタ度が増すと怒りやフラストレーションがたまりがちで、大声を出したりすることでますます熱が上がる負のスパイラルに。

そんなときは、心も体も鎮静化する精油が味方です。

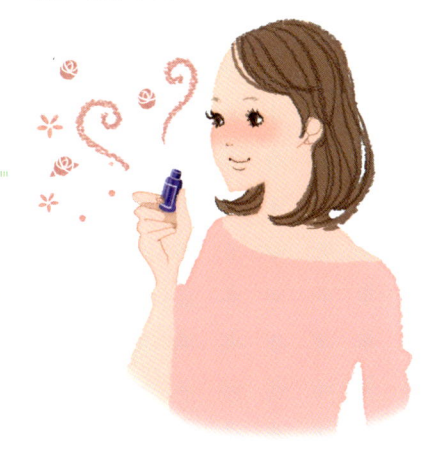

【精油の香りを吸入】

クラリセージやローズは、怒りやフラストレーションを鎮め、熱を下げる効果があるといわれます。イライラして顔がほてると感じるときは、すかさず精油のびんを開け、香りをかぐといいでしょう。

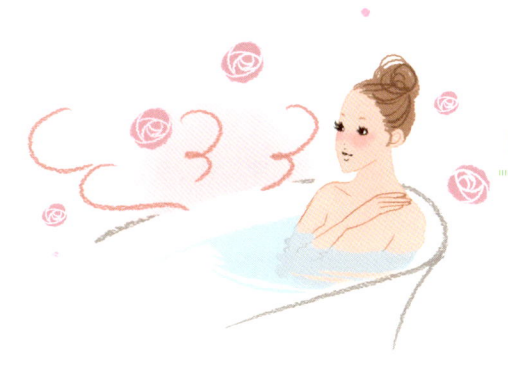

【ラベンダーとローズのアロマバス】

バスタブにお湯をはり、ラベンダーとローズ精油を合わせて1～5滴を入れたアロマバスでのんびりと温まりましょう。ただし、ピッタが過剰にならないよう、ぬるめのお湯に入りましょう。

［体にカパが多いときのあなたは］

むくみや気管支の病気に注意したい

カパの人は、元来丈夫で、病気知らずです。筋肉質で臓器もあまり悪いところがなく、普段は健康でいられます。

しかし、カパが過剰になると、地の持つ重さや遅さなどの性質で、倦怠感や眠気が襲ってきます。最初は「ただちょっと体が重いだけ」「だるくて眠いだけ」と思っていても、そのうち惰眠が習慣になり、運動不足を起こし、血液やリンパの流れが停滞します。

また、むくみも出てきて体重も増えがち。太るからと食べないことを繰り返すと代謝がますます悪くなり、悪循環に陥ります。

気管支炎や喘息、鼻炎など、アレルギー性の病気にも注意。特に春先から初夏にかけては花粉症などに気を付けたいですね。

カパの多くの病気は、リンパ液などの体液の停滞を防ぎ、太陽を浴びながら活動的に過ごすことで緩和します。湿気に弱いので、つとめて外の空気に触れ、軽いスポーツなどを楽しむ生活を心がけましょう。

食べ物は、野菜を多めに。甘いものや乳製品のとりすぎにも注意したいものです。

眠気

鼻炎
花粉症

アレルギー
ズルッ

倦怠感
ダルイ…

むくみ
パンパン

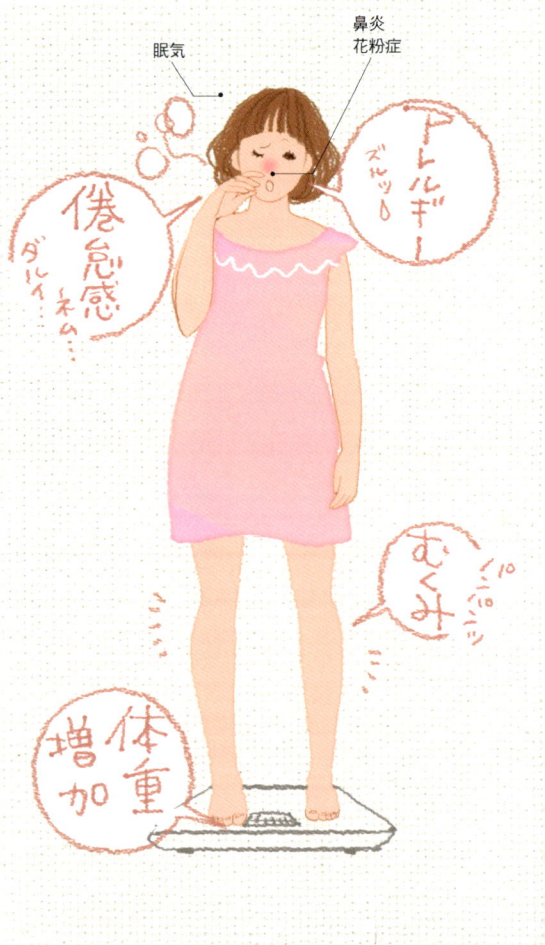

体重増加

スキンケア　脂分が多い

【体】

ユーカリ　ジュニパー

脂分を抑えて代謝をよくする

　肌も髪もしっとりしているのはいいのですが、脂ぎってしまうのが、カパの美容の悩みでしょう。地と水のエネルギーが過剰になると、肌はべっとりとし、脂性湿しんができることも。

　カパのスキンケアは、「さわやか」がキーワード。保湿も大事ですが、むしろ肌を清潔に保ち、脂分を抑え、バランスのいい肌を目指すこと。パックなども有効でしょう。

　カパにおすすめの精油はユーカリやジュニパーなどです。

【カパの肌マッサージのしかた】

　カパ過剰の場合は、朝お手入れが大切です。すっきりと洗顔をしたあとには、さっぱりとした化粧水や乳液でケアを。その後、ユーカリやジュニパーなどの香りをかぎながら停滞しがちな地と水のエネルギーが動き出すように、親指以外の4本の指を立てて、ピアノタッチでリズミカルに優しくタッピング（たたく）します。

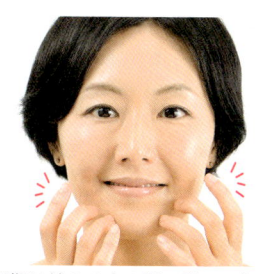

1 親指以外の4本の指の腹で、あごから耳の下までタッピングする。

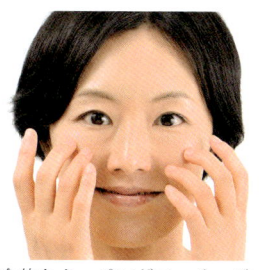

2 顔全体をタッピングマッサージ。目の回りは、軽くトントンとたたくように。

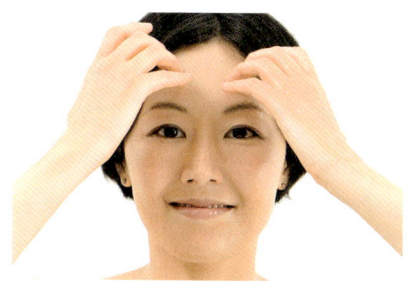

3 額からこめかみにかけても、上から下に、小刻みにタッピングを繰り返す。

カパのフェイシャルクリーン

脂性傾向の強いカパの肌には、オイルで油分を与えるより、洗ってさわやかにするほうが効果的。洗顔の際には、しっかりクレンジングし、脂分をさわやかに洗い流します。また、メイクの落とし忘れも肌トラブルのもと。とにかく顔に油分を残しすぎないように。肌に適度な刺激を与えると、肌も輝くようになり、カパの肌の美しさも引き立ちます。

ヘアケア 【体】 — 脂っぽくなる髪や頭皮に

ジュニパー　フェンネル　ユーカリ

脂っぽく濡れた感じに。食事にも注意

　地と水のエネルギーに支配されるカパの人の髪は、しっかり、硬く、脂っぽく、濡れた感じになりがち。特に、カパの季節である春先はこの傾向が強くなります。

　甘いものや間食のしすぎ、運動不足にも注意。ブヨブヨとした力のない頭皮になり、だるさや眠気の原因にもなります。頭皮を温めるのが基本ですが、湿気を与えるのではなくて、むしろ乾かすようにします。上手に刺激を与えて活性化しましょう。

　ヘアスタイルは保守的にならないように。ときにはバッサリ切るといいでしょう。

　使いたい精油はジュニパー、フェンネル、ユーカリなどです。

【カパのヘッドマッサージ】

　だるく眠くなりやすいカパの場合は、頭皮も心地よい刺激を与えて活性化することが大切です。果実を絞るような感じで頭皮を絞り込むほか、指の腹を使ってたたくようにすると血行がよくなり、眠気もさめていくでしょう。リズミカルにたたいたり、小刻みにたたいたり、変化をつけて、すばやいタッチで、タッピングしていきます。指先にはオイルをつけず、精油の香りを吸入した後に行うと心が落ち着いて効果的でしょう。

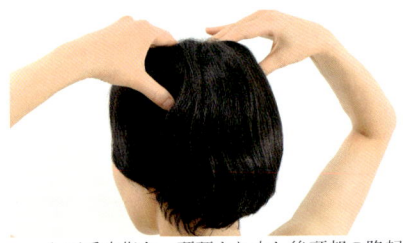

1　両手中指を、頭頂より少し後頭部の隆起や陥没のあるポイントにあてて刺激する。

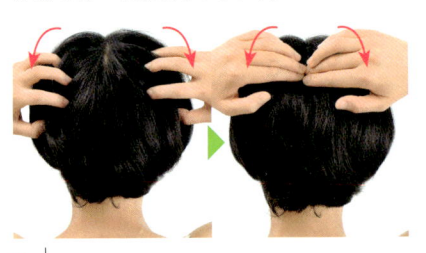

2　頭の中央から外にもみ出す。

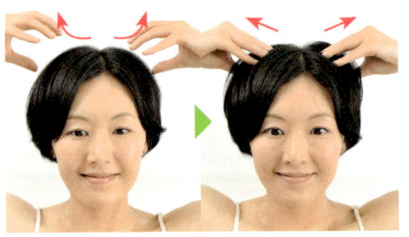

3　頭頂から上に向かって5本の指でシャカシャカとつまみ上げる。

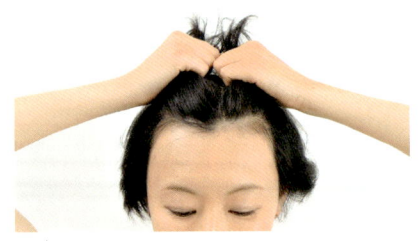

4　髪の毛を少しずつ束にして引っ張る。

体 / ヘアケア / Kapha

デトックス 【体】 重さと湿り気を取り除く

フェンネル　ティートリー

重みを取り去り、体を軽くする

未消化物を「毒」と考えるアーユルヴェーダ。消化しづらいものをとりすぎないよう心がけます。

カパが過剰なときは地のエネルギーが多く、重性、冷性、油性、湿性が高くなり、未消化物の原因に。油っぽいもの、乳製品や肉類全般、甘いものや冷たいものを減らし、温かい野菜スープなどを中心に、軽めの食事を心がけます。デトックスマッサージで毒素を出しましょう。

【カパのデトックスマッサージ】

カパが多いときは、足の外側に毒素がたまりがち。リズミカルにたたいて、足の外側から付け根にかけてマッサージします。

【レシピ】
スイートアーモンドオイル大さじ1にフェンネルとティートリー精油を各1滴ずつ混ぜる。

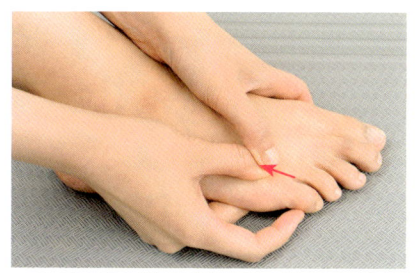

1　足の甲の小指と薬指の間を、手の親指で押しながら足首の方向に流す。

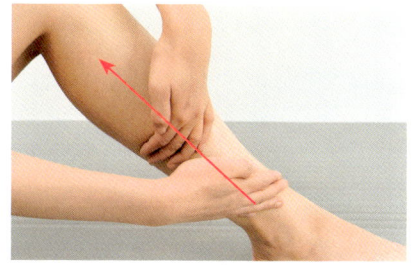

2　すねからふくらはぎにかけて、停滞しているものを動かすように、すばやく上に流していく。

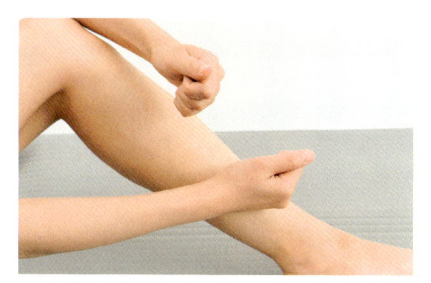

3　脚の外側のラインをマッサージ。手をグーにしてリズミカルにたたく。

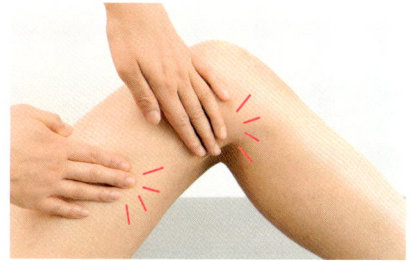

4　ももにかけて両手のひらを開き、手全体で軽くたたく。早いリズムで行う。

だるい

【体】　フェンネル　ティートリー

重さを軽減するためすばやく刺激

　地のエネルギーに水が加わり、重く固くなるのが、カパ過剰。前進しづらく、停滞がひどくなり、だるさも増します。

　地のかたまりを溶かして柔らかくするには、少し強い力を加え、タタタタッとたたきくずすイメージで。細かくすばやく刺激を与えると、重いかたまりが溶けやすくなります。

　頭の働きをよくするためにも、マッサージをしましょう。

【下半身のマッサージ】 ＊素肌に対して行います。

　どうしても下半身に重さや水分がたまりやすいカパ過剰なときは、足の指から脚の付け根にかけて、リンパ液を流すアロママッサージをしましょう。火で燃やすように、すばやく短いストロークで行います。

【レシピ】
スイートアーモンドオイル大さじ1にフェンネルとティートリー精油を各1滴ずつ混ぜる。

1 | レシピのオイルを手にとり、くるぶしの回りを、親指と小指以外の3本の指で、グッと押しては離し、リンパを流すようにする。

2 | 足首からふくらはぎにかけても、指で押しては離しながら、上へと流すようにする。

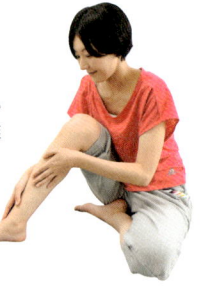

3 | 手のひらの小指側でチョップするように、足首からふくらはぎにかけて、すばやくたたく。

4 | ひざの裏も、3本の指でグッと押しては離し、流すようにする。

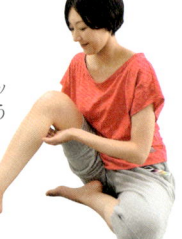

5 | 手のひら全体を重ね、脚の付け根をグッと押しては離し、リンパを流す。

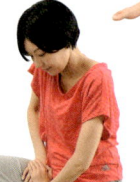

体／だるい

Kapha

むくみ

【体】

サイプレス ／ ペパーミント

体液が停滞。リンパマッサージを

体の組織の中の体液が過剰になり蓄積されると、体内の毒素や老廃物と結びつき、むくみとなって停滞し、水分をますますため込むことになります。塩分を控え、利尿を促す食べ物を食べて、余分な水分を外に出すようにします。

マッサージなどと併用し、むくみを早くとりましょう。精油は、リンパの流れをよくするサイプレスや、清涼感のあるペパーミントを。

【リンパマッサージ】　＊素肌に対して行います。

手の親指と人差し指の側面を脚に定着させ、グッと押して流すテクニックを使いながら上へ上へと流しましょう。足首からひざ、ももと脚の付け根まで流しましょう。

【レシピ】
スイートアーモンドオイル大さじ1にサイプレス精油を2滴、ペパーミント精油1滴を混ぜる。

1　レシピのオイルを手にとり、左足から行う場合、左手の5本の指の腹で、足首をグッと押しては離す。5回ほど繰り返す。

2　手の4本指を寝かせるようにして、左手の人差し指の側面で、ふくらはぎの外側を上に流していく。右手は、同じように内側を流す。

3　ひざのまわりを手で囲むようにして、そのままももの方向に流す。

4　ももの方向に向けたら、2と同じ要領で、脚の付け根まで流す。

【背中立ちのポーズ】

あおむけになってから写真のように足をイスにのせ、心臓より高い位置にして、10分程度保ちます。イスの端を使って、ふくらはぎを転がすようにしてもよいでしょう。

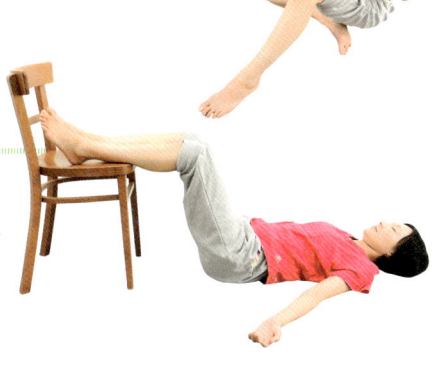

痰や鼻水がつまる

【体】　ユーカリ　ペパーミント

温めて流す方法ですっきり

　痰や鼻水は、地のエネルギーと水のエネルギーが強くなり、鼻がつまったり、痰がからまったりしていると考えられます。温めて流す対処法が有効です。ただし、痰と鼻水とでは、やり方に多少の違いがあります。

　痰の場合は、去痰、抗炎症の作用があるユーカリだけを使います。アーユルヴェーダでは、ユーカリは呼吸器系の治療のほか、傷の治療にも伝統的に使われてきました。

　鼻づまりの場合は、ユーカリに加えて、ペパーミントも使います。清涼感が強く、吸入するとスーッと鼻が通ることが多いでしょう。

【鼻づまりにはオイルの吸引】

　レシピどおりのオイルを手のひらの中央に少しとり、つまっているほうの鼻でゆっくりと吸い込む。その間、詰まっているほうの鼻と反対側の脇のしたに、縦にグッと手を入れると、驚くほど鼻の通りがよくなる。

【レシピ】
スイートアーモンドオイル50mlに、ユーカリ精油5滴、ペパーミント精油5滴を入れたものを遮光びんに入れて、2週間以内に使いきる。

【痰には蒸気吸引】

　細長いカップにお湯を入れ、ユーカリ精油を1滴落としたものに鼻を近づけ、口をあけてゆっくりと吸引します。鼻からも吸引すると、風邪の防止に役立ちます。

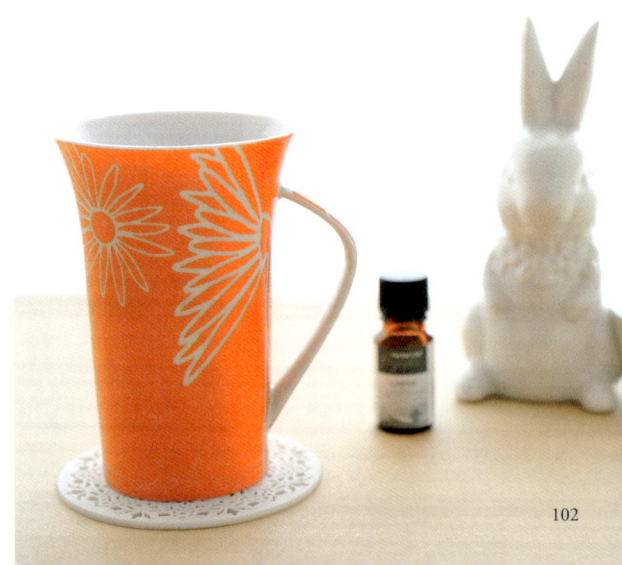

体　痰や鼻水がつまる

Kapha

眠気

【体】　ペパーミント

カパの重さが眠気を誘う。停滞を断ち切る努力を

体にカパの要素が多くなると、エネルギーが停滞するのでやる気が起きず、緊張感もなくなるので、重さの性質が増え、眠さが増します。

こんなときは自ら体を動かして、停滞していた自分を変えてみましょう。イスに座ってばかりいないで、立ち上がってその場で足踏みをするだけでも、眠さが軽減します。思考がはっきりしてきて、前向きになれるでしょう。

心地よい清涼感のあるペパーミントを使うことで、活気が戻ってくることも多いので、精油の力を借りて、停滞を断ち切りましょう。

【眠気覚ましのマッサージ】　*素肌に対して行います。

レシピのオイルを手につけ、マッサージを行うと、目が覚めいきいきとします。

【レシピ】
スイートアーモンドオイル小さじ1にペパーミント精油1滴を混ぜる。

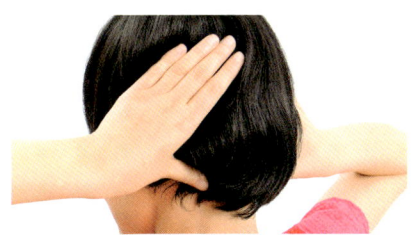

1　耳の後ろにある乳様突起という骨のすぐ横を、レシピのオイルをつけた親指でグッと押し、小さくクイクイと動かす。リンパが流れているところなので、流れがよくなり、頭がハッキリする。

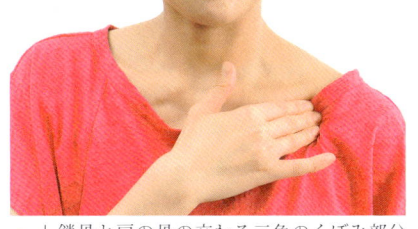

2　鎖骨と肩の骨の交わる三角のくぼみ部分（大胸筋）に指をグッと入れてクイクイと小さく動かす。

胸を開いて深呼吸

前屈みの姿勢をやめ、胸を開く姿勢にすると眠気が覚めます。イスに座り、腕をうしろに組むだけで大丈夫です。ペパーミント精油の香りをかぎ、深呼吸しながら行うとさらに効果的です。

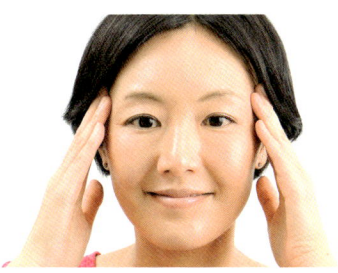

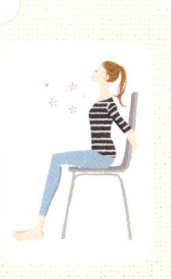

3　親指と小指を除いた3本の指で、こめかみをクイクイと上下に動かす。

体重増加

【体】

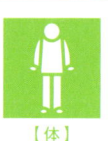

グレープフルーツ　ジュニパー

グレープフルーツの香りで

カパが多いと、停滞モードに陥りやすく、代謝も悪く、体重が増えがち。適度な運動と食べ方の改善が必要です。

きびきび動けない状況では、運動のかわりに呼吸法で代謝を高めましょう。また、食事も減らすとストレスになるので、「五感を使って食べる」を実践してみましょう。咀嚼するときの音を聴き、目で色を鑑賞し、香りをかぎ、触って楽しみ、味わう、というように五感を使って食べると、満足感が高まり、肥満の防止にも役立ちます。

さらに、食事の前にグレープフルーツの香りをかいでから食べ始めると、食べすぎを防げるといいます。

【カパの「火の呼吸」】

停滞したエネルギーに火をつける呼吸法。この呼吸法を続けるだけでウエストがしぼれます。

【レシピ】
スイートアーモンドオイル大さじ1にグレープフルーツとジュニパーの精油を1滴ずつ混ぜる。

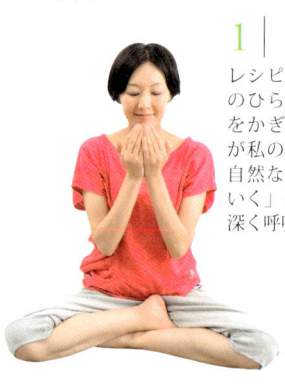

1
レシピのオイルを手のひらに広げ、香りをかぎながら「香りが私の体の重さと不自然なものを出していく」とイメージし、深く呼吸する。

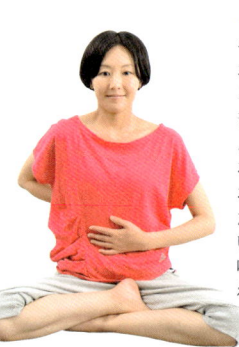

2
その後、楽な姿勢で座り、おなかと背中に両手を当てる。息を吸い、「フッ」と音を出しながら鼻から勢いよく吐く。吐くときに腹筋を刺激するように、両手でおなかと背中を押す。吐いた反動で息が自然と鼻にはいるので、吸うことよりも吐くことに重点を置く。これを何度かくり返す。

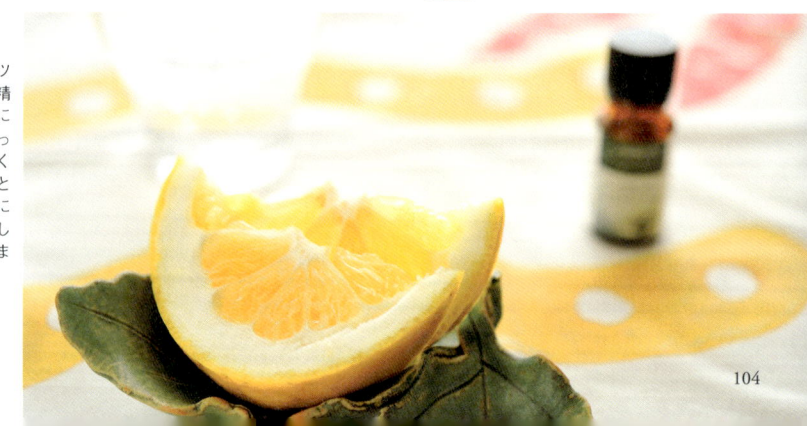

＊グレープフルーツなどの柑橘類の精油は、直接肌につけると光によってかぶれたり赤くなったりすることがあります。肌につけたまま外出しないようにしましょう。

体重増加

Kapha

セルライト

【体】　レモン　オレンジ

新陳代謝を高め老廃物を流す

　セルライトとは、大腿部やおなか、腰のあたりにできやすいデコボコとした組織で、皮下脂肪と老廃物といわれています。特に運動不足と冷えがセルライトを作りがち。カパが過剰なときは地のエネルギーで停滞が起こり、老廃物が蓄積するのです。除去には新陳代謝をよくし、デコボコの部分を揉み出して、老廃物を流すことがポイント。

　新陳代謝をサポートする精油といえば柑橘系のレモンやオレンジ。ただし、柑橘系の精油を使うと肌荒れする人がいます。特に、肌に付着させ、太陽などの光に当たるとかぶれやしみの原因にもなるので、二の腕の内側に軽く湿布をして、異常がないことを確かめてから使用を。

【もみ出しマッサージ】

※素肌に対して行います。
※レモンなどの柑橘類の精油は、直接肌につけると光によってかぶれたり赤くなったりすることがあります。肌につけたまま外出しないようにしましょう。

　マッサージオイルを使って、気になるセルライトをもみ出しましょう。両手でねじるように、もむのがコツです。

【レシピ】
スイートアーモンドオイル大さじ1にレモン精油を1滴混ぜる。

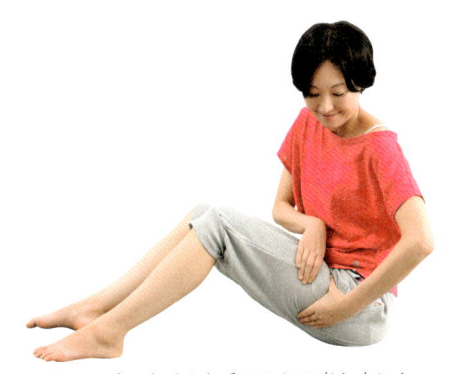

1　レシピのオイルを手のひらの真ん中にとり、セルライトのある部分をねじるようにもみ、リンパ節へと向かっていく。太ももならそけい部に向かう。

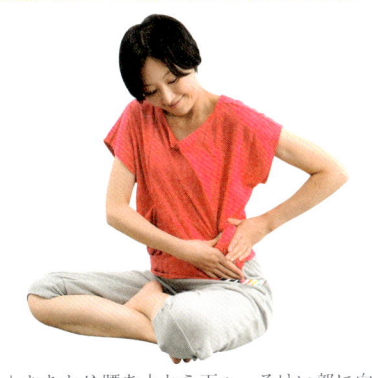

2　おなかや腰を上から下へ、そけい部に向かってもみ出すようにリンパを流していく。

【蒸気吸入】

　マグカップにお湯を入れ、レモンやオレンジの精油を1滴落としたものをゆっくり吸入します。鼻から息を吸って口から吐くようにします。

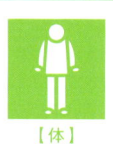

花粉症

【体】

カモミールローマン ・ ユーカリ ・ ティートリー

免疫過剰反応をアロマとハーブの力でやわらげる

特定の花粉に過剰反応し、拒否するために、鼻水が出て、のどの痛みや目のかゆみを引き起こします。

アーユルヴェーダでは、これらは粘膜だけの問題ではなく、冬の間にカパが蓄積し、春になるとたまったものが出てくると考えます。そこでカパの過剰をバランスすることで花粉症を軽減し、健康な体になることを目指します。

原因になる花粉にできるだけ近づかない、家に入るときは上着を脱いでから入る、などの注意も必要です。乳製品やたんぱく質を減らし、アーユルヴェーダアロマテラピーの力で症状をやわらげるよう心がけましょう。

【左右の鼻呼吸法】

自律神経のバランスをとり、つまり気味な鼻を通す呼吸法です。片鼻ずつ行います。

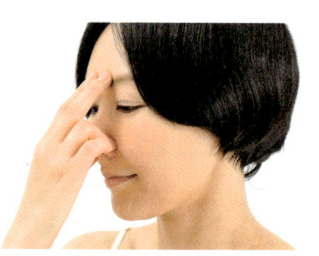

【レシピ】
スイートアーモンドオイル小さじ1にユーカリ精油1滴を混ぜる。

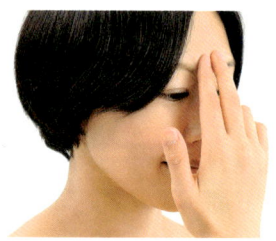

1 右の手のひらにレシピのオイルをおき、眉間にあてる。親指で右の小鼻をおさえ、右手の薬指を鼻の左側にあて、左手は脇にはさみ込む。この状態で左の鼻から吸い、左の鼻から吐くことを5〜10回行う。

2 右側も同様にする。脇に手を当てることで鼻の通りがよくなり、鼻炎にも効果的。

＊左右両方を行うことで、交感神経、副交感神経をそれぞれ刺激し、自律神経が整います。

【蒸気吸入】

ユーカリは去痰作用、気管支症状の改善作用、充血して熱を持った粘膜を冷まし、炎症を軽減する作用があります。抗菌作用も期待され、室内の空気浄化にも役立つといわれます。さわやかな香りで、鼻の通りもよくなります。

ティートリーはウイルスや細菌などに対する殺菌作用があるとされます。気管支の炎症の際にも用いられます。

カモミールローマンは鎮静作用、抗けいれん作用などがあります。

これらの精油から好みのものを選び、マグカップに入れたお湯に1滴落としてゆっくりと鼻から吸入します。

体 / 花粉症 / Kapha

女性特有の症状 【体】

むくむ、胸が張る

ジュニパー　サイプレス　クラリセージ

むくんだり胸が張ったりする

　生理痛や生理不順だけでなく、女性はホルモンのバランスの具合によって、さまざまな症状が現れます。地と水のエネルギーが強いカパ過剰のときは、水分が滞りやすく、むくみや胸の張りが気になります。

　精神的にも孤独感を感じ、涙もろくなり、疲れてすぐに眠くなってしまい、極端に物事に敏感になることがあります。

　症状が重いときは、大きな病気が隠れていることもありますから受診が必要です。でも、受診してみて特に悪いところはない、というのであれば、精油の力を借りてバランスをとりましょう。

【蒸気吸入】

　カパが過剰のときに起こる女性特有の症状。それらを軽減するのは次の精油です。

　ジュニパーは、腫れや水分過多を減らしてくれます。サイプレスは水分を減らし、気分を高めてくれる性質があります。プチうつ状態になってしまったときにも味方してくれそうです。同じくクラリセージは、女性ホルモンのバランスをサポートしてくれます。アーユルヴェーダでは抗うつ剤として使われ、活力と性欲を取り戻します。

　これらはマッサージ用の精油としても、蒸気吸入や入浴用の精油などとしても幅広く活用できます。

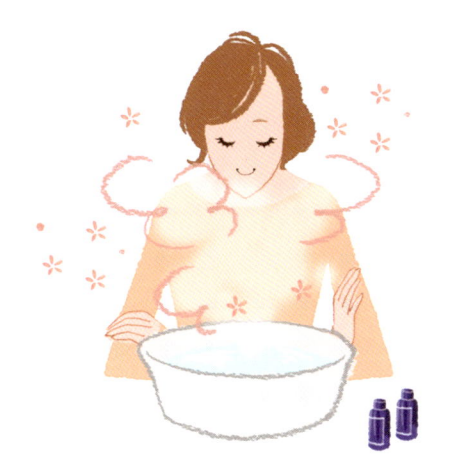

【カパの運動】

　女性ホルモンのバランスが悪いときは、横になってしまうことも多いですが、カパが過剰なときは、一度横になるとつい眠ってしまい、ますます気持ちも体も停滞してきます。少し熱めのお湯に入ったり、ヨガやダンスなどをしたりして発汗し、新陳代謝を促しましょう。

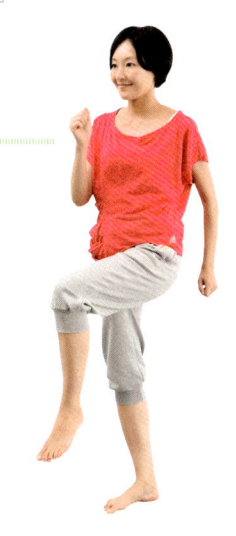

［心にヴァータが多いときのあなたは］

衝動的で不安定。ストレスを受けやすくなる

ヴァータが過剰だと、風のエネルギーが強くなりすぎ、風に飛ばされて、自分が進むべき道を失ってしまいます。ヴァータのバランスがよければ、素早い行動や軽やかな順応性で、物事をテキパキと片付けることができますが、それらが裏目に出やすくなります。

軽やかさは「衝動的」という欠点につながり、昨日言ったことと今日言ったことが大きく違い、周囲から不信感を買うことも。つじつまが合わなくなれば早口でまくしたて、自分自身も不安になり、自信を失って、空虚感と疎外感で、本来の創造的な自分を失いやすくなってしまうこともあるでしょう。ちょっとバランスがくずれただけで、「有能」という評価が「信用できない」になってしまいます。

心が乾いてカサカサになるのが、ヴァータが過剰な状態。そのバランスをとり、自信を取り戻すためには、まずは心に潤いを与えること。アロマテラピーの力を借りて、空虚で乾いた心を温かさや柔らかさで満たしてあげましょう。

早口

空虚感

ウソ

ごまかし

不安…

自信喪失

集中できない

【心】　　　　　　　　　　　　　　　　　　　　　ローズマリー

忙しく同時進行してバタバタと動く

　集中できない要因は、ヴァータ過剰で風のエネルギーが強くなり、自分の思いが散ってしまうこと。ひとつに集中しようと思うのに、ほかのことが気になって、同時進行してしまう。気持ちが分散してしまうので、どれもこれも中途半端、自分でもいやになってしまいます。

　こういうときは、ローズマリーが役立ちます。ローズマリーは熱性が高く、緊張と冷えをやわらげ、ヴァータとカパの味方です。頭痛や緊張の緩和にも。

【呼吸法】

　心をしずめ、自律神経のバランスをとる呼吸法がおすすめです。鼻から吸って鼻から吐きます。吐くときに、ざわついた心を外に出して落ち着くようイメージします。ベースオイルをスイートアーモンドオイルに代えればカパと共通で行えます。

【レシピ】
セサミ油大さじ1にローズマリー精油を1滴混ぜる。

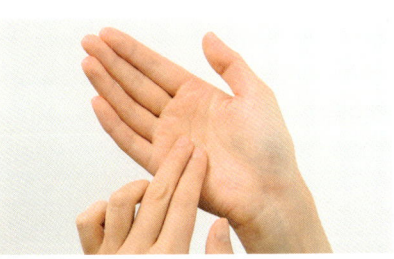

1　レシピのオイルを両手のひらになじませる。眉間にも少しつけておく。

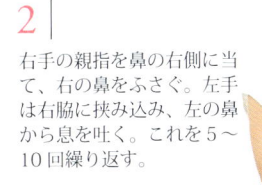

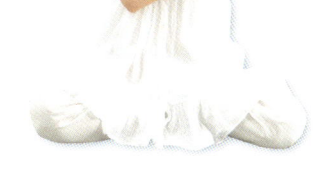

2　右手の親指を鼻の右側に当て、右の鼻をふさぐ。左手は右脇に挟み込み、左の鼻から息を吐く。これを5〜10回繰り返す。

3　左右両方行うことで、交感神経と副交感神経を刺激し、自律神経が整う。楽な姿勢で行うこと。

♡ 落ち着かない
【心】

パチュリー　ベチバー

活力がなく、フラフラする　心を元気にするには

　「落ち着かない」は前項の「集中できない」よりさらに風のエネルギーが四方八方に分散して、地に足が着かない状態。「集中できない」とはあれこれ手をつけてしまってまとまらない、という状態ですが、そういった元気もなく、貧乏揺すりをしたり、足元がおぼつかなかったり。心も体もフラフラして落ち着かない、といった状態。

　こういうときは、舞い上がり気味なヴァータの気持ちを下に下ろして落ち着かせること。そして、軽く体を動かして、体の活力を取り戻すことが大事です。そのために、ヨガのスクワットを使いましょう。パチュリーかベチバーの香りを使うと落ち着きを取り戻す効果があります。

【ヨガのスクワット】

　スクワットとは、膝を曲げてゆっくりと腰を落とす一般的な運動。ヨガでスクワットをする場合は呼吸を上手に取り入れるので、気持ちを落ち着かせることができます。

【レシピ】
セサミ油大さじ1にパチュリーかベチバー精油を1滴混ぜる。

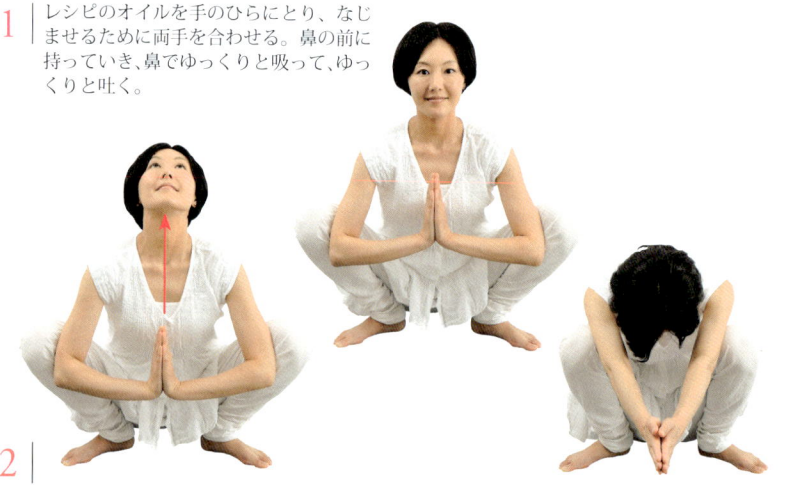

1 | レシピのオイルを手のひらにとり、なじませるために両手を合わせる。鼻の前に持っていき、鼻でゆっくりと吸って、ゆっくりと吐く。

2 | 腰を落とした状態でゆっくりと両手でひざを広げ、同時に股関節を開くようにする。あまり開きすぎるとつらいので、つらくならない程度でよい。落ち着いた心になるように気持ちを整える。その間も精油の香りをゆっくりと吸う。

3 | 息を吐きながら、両ひざで押して両ひじを伸ばすようにし、おなかをへこませて背中を丸くする。不安定さを吐き出す気持ちで。2と3を3〜5回繰り返す。

決断力がない

【心】

オレンジ　ブラックペパー

あれこれ迷ってタイミングを失う

ヴァータが過剰なときは、アイデアはあれこれ出てくるものの、それをひとつに集約する力が薄れ、どれにしていいか決める決断力もなくなっています。いいアイデアなのに「これで本当にいいの？」と自信がなくなって気持ちが揺れているうちに実現するタイミングを失い、むしろ思いつかなかったほうがよかった、という事態に。これではもったいないですね。

こんなときは、気持ちを前に向かわせていく力強い精油を使いましょう。1種類より、2種類を混ぜて使うほうが適しています。気持ちを前に前にと進ませてくれるオレンジと、火のように情熱的に突き進むブラックペパーの香りを吸いながらスクワットをします。

【強めのヨガのスクワット】

P110の「落ち着かない」よりも、もっと気持ちを前向きにしたいのが「決断力がない」ときに用いるスクワット。体の動きも大きく、しっかりと、を心がけます。

【レシピ】
セサミ油大さじ1にオレンジ精油1滴、ブラックペパー精油を1滴混ぜる。

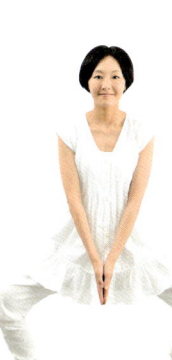

1 レシピのオイルを手のひらにとり、なじませるために両手を合わせる。鼻の前に持っていき、鼻でゆっくり吸ってゆっくり吐く。その手を合わせたまま床に向け、脚を開いてやや腰を落とす。

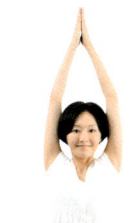

2 両手はできる限界まで上げる。その間曲げる膝も、股関節を開くようにしっかりと大きく。息も香りを感じながら大きく大きく吸っていく。

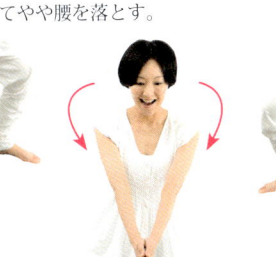

3 ハッ！といいながら、息を吐き、手もできるだけ下に一気にドロす。体を伸ばし、「よっしゃ！」と口に出すなど、決断力を自ら高めるイメージを持つ。

【心】 心配、不安が大きい

ネロリ

心が弱っていてしっかりと立てないときは

ヴァータが過剰になると風が吹きすぎて自分の思いを散らし、何もかもうまくいかずに、物事を進めようとしても、心配や不安が先に立ってしまいます。

こんなときは、まずしっかりと大地に立ち、姿勢を正して心を整えるところから始めましょう。

使いたい精油はネロリです。ネロリはうちなる自分を支える軸にコンタクトをとり、自信や強さをもたらすといううれしい作用があります。この香りを吸いながら「山のように立つ」というアーユルヴェーダならではのポーズをしてみましょう。家でも仕事場でもすぐできます。座ったままできるポーズもあるので、活用してください。

【山のように立つポーズ】

【レシピ】
セサミ油大さじ1にネロリ精油を1滴混ぜる。

Point
座っているときは
足の裏をしっかりと床につけ、背筋を伸ばし、肩の力を入れず、自分が「家」だとしたら、背骨を大黒柱のようにイメージし、天と地をつなぐような意識を持ちます。ネロリの香りをかぎながら、ゆっくりと呼吸します。

1
レシピのオイルを手のひらにとり、なじませるために両手を合わせる。鼻の前に持ってきてゆっくりと息を吸い、ゆっくりと、鼻から吐く。

2
体の緊張を抜いて、背筋を伸ばしてすっくと立つ。手のひらは前向きに広げ、左右に下ろす。顔をやや上げ、視線は上へ。左右の足は閉じていても腰幅ぐらいに開いてもいい。足の裏が大地を踏みしめて、「雨の日も風の日も微動だにしない山」、そんなイメージを持ち、ネロリの香りを感じて深く呼吸する。

心 心配、不安が大きい

Vata

緊張してしまう

【心】

フランキンセンス

人前で話すときなどに堂々としていたい……

緊張してしまうと、本来の力が発揮できません。だから、落ち着いて穏やかに事を進めたいのですが、ヴァータが過剰になると気持ちが落ち着かず、「どうしよう、どうしよう！」という思いが緊張を呼び寄せ、逆に失敗を招くことがあります。

こんなときは、鎮静作用のあるフランキンセンスの精油を使いましょう。オリエント文明の時代からお香として使われ、イエス＝キリストの誕生の際に贈られたといいます。フランキンセンスという言葉には「偉大な預言者」という意味もあり、キリストにふさわしいものということで捧げられたようです。この香りを手軽に吸引する方法で緊張をときましょう。

【ルームスプレーで部屋に香りを】

レシピのアロマスプレーを自分の周囲から部屋全体へと散布していきます。この香りに囲まれていれば、安心していられます。

【レシピ】
遮光性のあるスプレー容器に精製水95㎖に無水エタノール5㎖を入れ、フランキンセンス精油を20滴落として混ぜる。

【ハンカチやティッシュに1滴】

重要な会議で発言するときや、初対面の人に会うときなどは、精油のびんからハンカチやティッシュにフランキンセンスの精油を1滴落とし、その香りをゆっくり吸ってから始めましょう。緊張を解き、心を穏やかにしてくれる作用で、きっとうまくいきますよ。

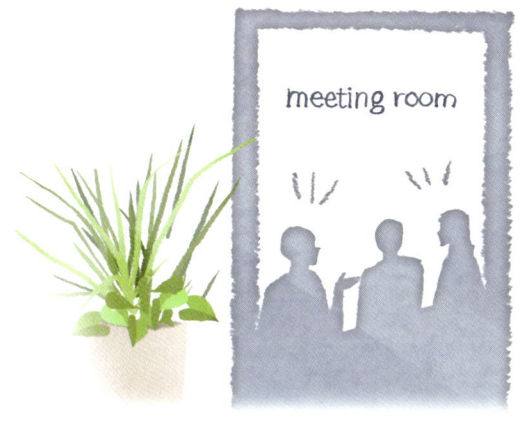

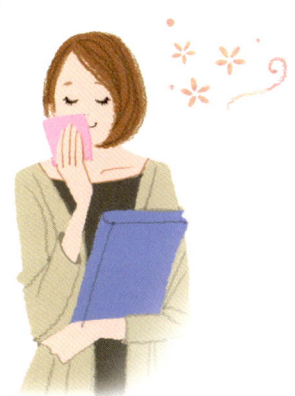

心 / 緊張してしまう / Vata

［心にピッタ🔥が多いときのあなたは］

闘争心と嫉妬心に燃えると孤立してしまう

ピッタの火のエネルギーが強くなりすぎると、情熱が過剰になりひとりで燃えてしまい、周囲が引き気味に。チームで気持ちをそろえて取り組まなくてはいけないことも、ひとりで突っ走り、ついてこない人たちを批判してしまいます。気に入らない人を火のように激しく批判すれば、結局は信頼を失ってしまうでしょう。もともと知的なピッタなのに、感情が爆発してしまうと理性を失って、言ってはいけないことを口走る、ときには暴力につながることもあり、まれなケースですが、すべてを破壊してしまうことがあります。リーダーにピッタリで統率力があり、華やかで知的、目標に向かって突き進む――そんなピッタのよさが裏目に出てしまうのです。

ピッタの火をクールダウンし、バランスをとるためには、もともと持っている水のエネルギーを強くしていくことが重要ですし、風の要素をプラスして、涼しげな雰囲気を演出することも大事です。

そのために、アロマテラピーの手法を効果的に使っていきましょう。

周囲は引き気味

感情的

激しく人を批判

114

♥ 楽しくない
【心】　　　　　　　　　　　　　　　　　　ローズ

自分が注目されないことが不安やつまらなさに

いつも仲間の中心的な存在でいたいピッタ。そのピッタの傾向が内面的に強くなってしまうと、「もっと注目してほしい」「もっとほめられたい」と貪欲になり、現状に満足できなくなります。それが「楽しくない」「やっても充実感がない」ということにつながります。

もともとピッタは女王様気質。だから、こんなときに使う精油も、精油の中の女王とも言えるローズです。

ローズは怒りをおさめ、安心感をもたらします。自分が人生の主人公であることを想像させてくれる高貴な香りが、「楽しくない」気持ちをやわらげ、いつもの華やかさに輝きをプラスしてくれるでしょう。

【イメージ演出】

5mlのグレープシードオイルに1滴のローズを入れたものを、香水びんに入れておきます。これを機会あるごとに吸引しましょう。ビンのふたを開けてゆっくりと香りを吸い込み、「自分がこの世界の中心で、美しいバラの花なのだ」とイメージしてみましょう。「自分の周囲の人たちは、みんな私のまわりに集まってくる。私はやっぱり美しく、みんなのリーダーなのよ」というふうに自己暗示をかけましょう。

そうすれば、本来の輝くような美しさやリーダーシップが引き出され、楽しい気持ちも取り戻せるでしょう。ゴージャスな自分を楽しみましょう。

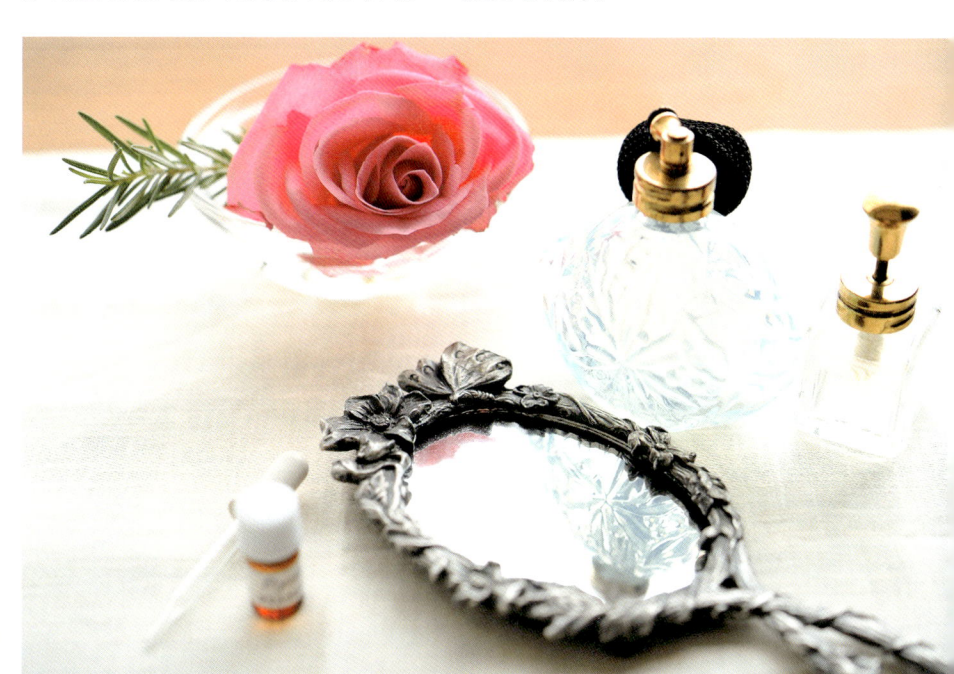

♥【心】 人を許せない

レモングラス　フェンネル

自分で自分を焦がしたり人を焦がしたりする

情熱的なピッタが過剰になると、だれに対しても理想が高いので、自分にも家族にも仲間にも「もっと、もっと」と求めてしまいます。現状では満足ができず、やがて破壊的に。

人を許せないとき、みぞおちあたりが固くなっていると思います。この固さをほぐすには、柑橘系とハーブ系の精油をうまく組み合わせることです。レモングラスとフェンネルが特におすすめ。

このふたつの精油には、火の力を調整し、人に対しても寛大になれるような穏やかさを取り戻す作用があります。

【みぞおち呼吸のポーズ】

ルームスプレーでお部屋を香りで満たしてから、アーユルヴェーダの「いじわるな気持ちを吐き出す」ポーズをします。思い切り息を吐くと、毒を吐ききることができるでしょう。

【レシピ】
遮光性のあるスプレー容器に、精製水95mlに無水エタノール5mlを入れ、レモングラス2滴、フェンネル18滴を落として混ぜる。

1
レシピの香水を部屋にスプレーし、さわやかな香りで満たす。手にもスプレーし、ゆっくりとやわらぐ香りを呼吸する。

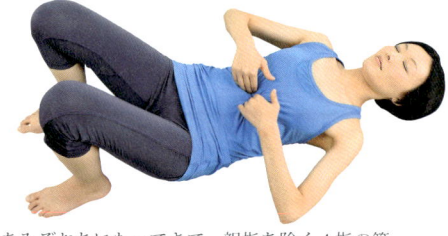

2
両手をみぞおちにもってきて、親指を除く4指の第2関節ぐらいまで入れるつもりで、息を口から吐きながら深く指を入れる。みぞおちが硬くて指が入らないようなら心がかたくなになっているサインと思い、香りを吸いながら呼吸を繰り返す。

3
いじわるな毒素を吐き出すつもりで「ハーッ!!」とすべての息を吐ききる。

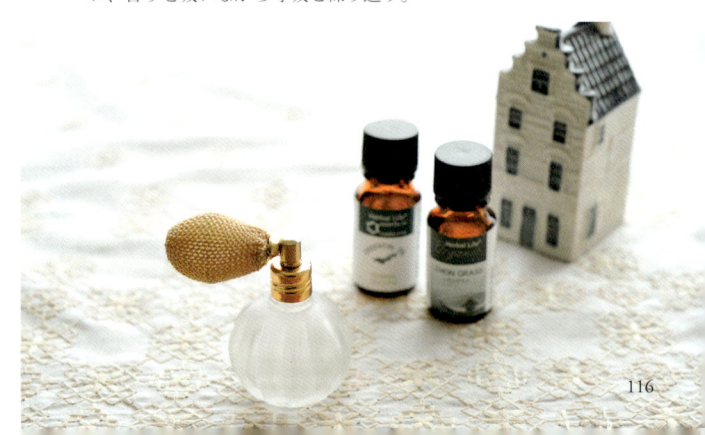

心　人を許せない　Pitta

♥ イライラする
【心】

ペパーミント　イランイラン

パソコンのキーボードをたたきつけるようないらだち

ピッタが心に増えすぎると、火がメラメラと燃え、自分でも収拾がつかなくなります。穏やかな気持ちになりたいのに火が燃えすぎて、それを消す水も見当たりません。だれが何をしたわけでもないのにひとりでイラつき、パソコンのキーボードをたたきつけるように打つなど、暴力的な面も出てきます。こんなときには、無理に動くと、かえって裏目に出るので、むしろ何もしないで静かに過ごし、香りの力で鎮静化しましょう。

イライラの火を鎮静化するためには、ペパーミントとイランイランの精油をブレンドして使いましょう。ミントのさわやかさとともに、イランイランが自分のよい本質を引き出してくれます。

【ねじって空を見上げるポーズ】

目の前の小さなことから視線を空に向け、気分を一新してみましょう。ペパーミントとイランイランの香りをかぎながら、ポーズをとるといいでしょう。

1 開脚して座り、左脚を曲げる。息を吸い、吐きながら上半身を右脚に近づけ、左脇を伸ばす。一旦息を吐ききる。

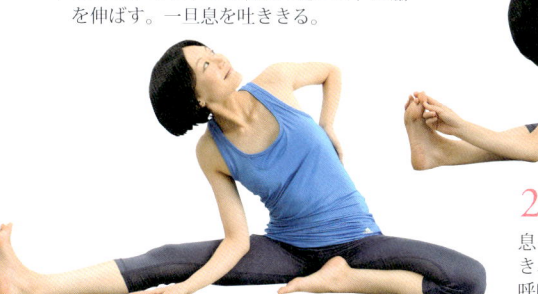

2 息を吸いながら左手を上げ、胸を開き、空を見上げる。その後、自然な呼吸を行う。

3 息を吸いながら、さらに上半身を右に伸ばし、右ひじを床につける。自分のできる範囲で。

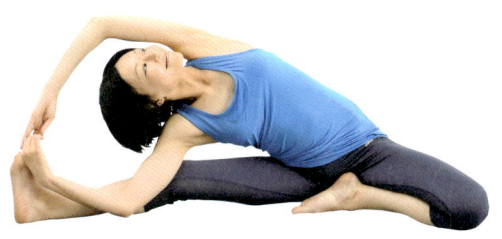

【心】 なにもかも破壊したくなる

カモミールローマン

パニックを起こしものを投げる、蹴飛ばす

ショックなことに遭遇すると胸の鼓動が激しくなり、呼吸が乱れ、心も乱れてきます。ピッタが過剰になり、心が揺れると、自分を抑えきれず、当たり散らしたり、蹴飛ばしたり、周囲の者を投げつけたり、かなり破壊的になってしまいがち。

自分でも抑えきれない怒りの衝動をしずめるためには、カモミールローマンを使います。

抗炎症作用や鎮静作用が高く、本来、人が持っている落ち着きや穏やかさを引き出してくれます。

早く穏やかさを取り戻すために、身の回りのとがったものを隠し、丸いものを多くすることもおすすめします。

【蒸気吸入】

マグカップにお湯を入れ、カモミールローマンの精油を1滴落として吸入します。

このとき、息を吐くほうに重点を置きましょう。できるだけ長くゆっくり吐いて、自分の中にあるいやなことなどを全部出してしまいましょう。吸い込むときに邪心があると、いじわるな気持ちや攻撃的な気持ちをわき立たせてしまうので、吐くことに集中すべきです。

マグカップはできるだけ丸いフォルムのものを選びましょう。自分の周囲に丸いものを置いておくと、穏やかな気持ちになれます。

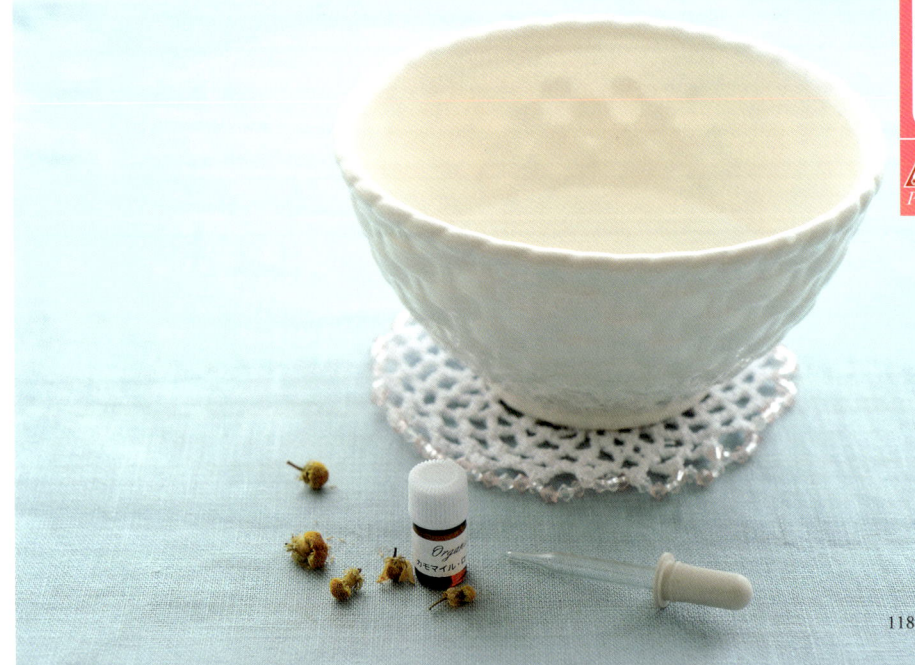

心 なにもかも破壊したくなる

Pitta

怒り
【心】

ゼラニウム　ジャスミン

ネガティブな気持ちから人に対して怒る

なにもかも否定し、腹がたつときは、ピッタが増えているのでしょう。気持ちが落ち着かず、相手に対して不信感ばかりがわき上がり、拒否したくなります。

ピッタの火が燃えすぎていると、どんどん人に対して否定的になり、怒りも増します。その火を鎮静化するために、こ こではゼラニウムかジャスミンを使いましょう。花の精油は、穏やかに優しく、美しい気持ちをよみがえらせてくれます。

ゼラニウムは過剰なピッタを追い出してくれ、ジャスミンは、活性と安定の両方を与えてくれます。

【座ったままのポーズ】

オフィスでも家でも簡単にできるエクササイズ。小さな時間をみつけてはやってみてください。

【レシピ】
グレープシードオイル大さじ1にゼラニウムかジャスミン精油を1滴混ぜる。

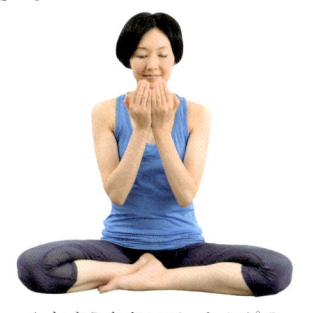

1 | あぐらをかいて、レシピのオイルを手にとり、両手を鼻の前に持っていって鼻から吸いこむ。

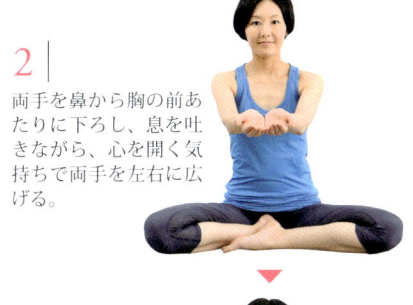

2 | 両手を鼻から胸の前あたりに下ろし、息を吐きながら、心を開く気持ちで両手を左右に広げる。

3 | 息を吸いながら胸の前あたりに戻す。1〜3を5回程度行う。

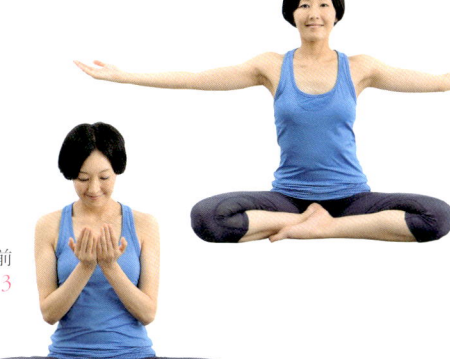

［心にカパ💧が多いときのあなたは］

無気力で動かない。怠け者体質になってしまう

心にカパが過剰になっているときは、疲れに注意。元気ならコツコツと地道にマジメに物事に取り組むのに、気持ちも心も動かず面倒になり、途中までやってきたことをストップさせてさぼってしまいます。頑張ってやろうと思っても眠くなってしまも気分もうつに……。

ウソがつけないだけに、適当な理由をつけて休むこともできず、人に抗議もせず、逃避に走ってしまいます。何事もコツコツと地道に努力するカパのいい部分が消えて、仕事もため込み、前に進みません。それがわかっていながら行動できない、という負のスパイラルに陥ります。しかい、手をつけなかったり。穏やかで

活力さえあれば、スピードは遅いながらも着実に成功に導くことができます。地のエネルギーを持つカパは、おおらかで優しく、頼りになる存在。そんなカパのいい面が見えるように活力を手に入れ、前向きになるために、アロマテラピーの手法を活用します。香りの効果で、持久力や慈愛を取り戻しましょう。

眠くなる

人に抗議しない

仕事をため込む

120

【心】人に会いたくない

ベルガモット　ティートリー

自分が前に進めないことが発端になっている

地道でコツコツと頑張り、前進していくのがカパのよさですが、過剰になって地と水の結合が増すと固くかたまってしまい、一歩も前に出られなくなります。人に会いたくない気分のときは、カパ過剰な状態になっています。そんなときには、自分を少しでも前に出してくれる作用のある精油、ベルガモットやティートリーなどを使いましょう。

また、あまり一般的な精油ではないですが、パインもおすすめです。下腹部に安定感を与えながら、動きも与えてくれるので、人に会う勇気を与えてくれそうです。こうした香りに支えられながら、実際に体を動かし、心を晴れやかにしましょう。

【空中を歩くポーズ】

座っていてもできるポーズなので、仕事や家事、勉強の合間にやってみましょう。脚を上げ下げするだけの簡単な動きですが、一歩一歩足を踏み出すように動かしているうちに、気持ちも前向きになっていきます。

【レシピ】
スイートアーモンドオイル大さじ1にベルガモットかティートリー精油を1滴混ぜる。

＊ベルガモットなどの柑橘類の精油は、直接肌につけると光によってかぶれたり赤くなったりすることがあります。肌につけたまま外出しないようにしましょう。

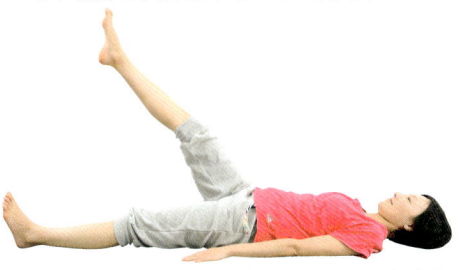

1 | レシピのオイルを手のひらに1円玉程度落とし、手を合わせて鼻で香りを吸い込む。あおむけに寝て、スーッという勢いのある音とともに右脚を上げる。

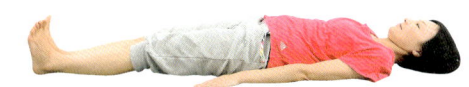

2 | 鼻から力強く吐きながら脚を下ろす。左脚も同じように吸って上げて吐いて下ろす。

3 | 次に息を吸いながら両脚を勢いよく上げる。

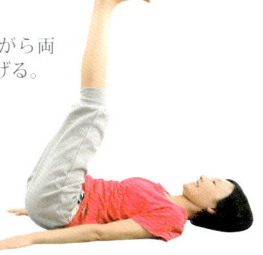

4 | 鼻から息を力強く吐きながら、両脚を下ろす。1〜4を5回行う。

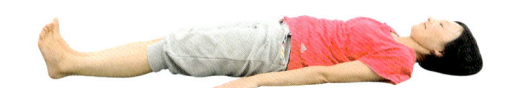

♥ 無気力
【心】

オレンジ　ブラックペパー

何もやる気がせず引きこもる

カパが過剰だと、いやなことがあったときに部屋に引きこもることが多いもの。すると、何もやる気がせず、ただ眠るだけになってしまいます。

そんなときは、活力を与えてくれるオレンジやブラックペパーの香りを味方につけましょう。ブラックペパーは刺激的な香りで気分を変えてくれます。オレンジはリフレッシュ効果やリラックス効果が期待できます。

オレンジは色としても、カパ過剰で気力が薄れているときにはおすすめです。火が燃えるイメージで、あなたを応援してくれます。無気力なときはつい、無難な色ばかり好みますが、オレンジ色のよさを再確認してはいかがでしょう。

【オレンジに囲まれる】

レシピのフレグランスを、部屋じゅうにスプレーしましょう。

また、オレンジ色の服を持っていればそれに着替え、オレンジ色の雑貨などを自分のまわりに集めます。オレンジ色の花を飾ったり、オレンジ自体を食べるのもいいでしょう。くし形に切って食べましょう。火と水の力を持っているオレンジが、火が消えたように無気力なカパの心を、情熱で燃やしてくれます。

【レシピ】
遮光性のあるスプレー容器に、95mlの精製水に5mlの無水エタノールを入れ、オレンジ精油を10滴、ブラックペパーを10滴落として混ぜる。

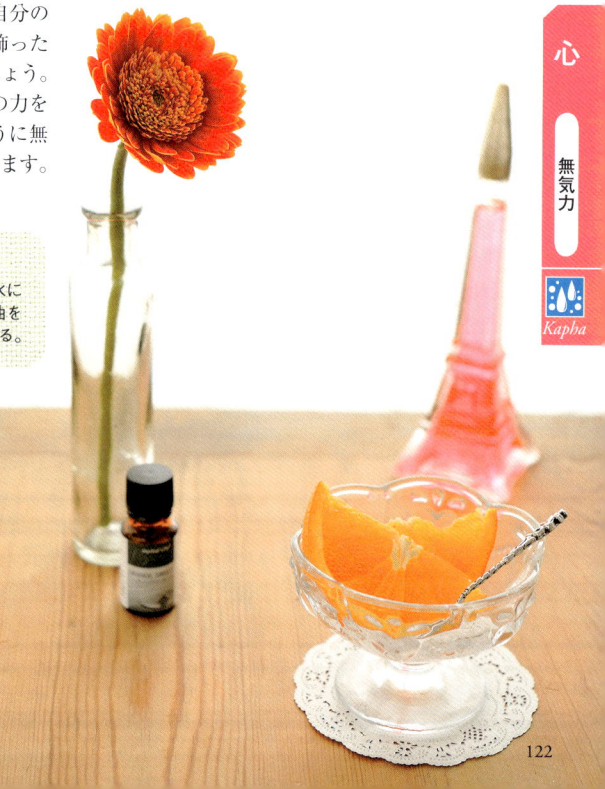

心　無気力
Kapha

自信喪失 【心】

グレープフルーツ

小さなことをきっかけにどんどん落ちていく

　謙虚さのあるカパですが、心にカパが過剰になると自分を低く見て、「どうせ自分なんてダメ」とあきらめてしまいがち。そうなると、これまで順調に行っていたこともつまずくようになり、ますます自信が持てなくなります。

　この負のスパイラルを断ち切り、もう一度勇気を取り戻すために、グレープフルーツの精油を使いましょう。ただ香りをかぐだけでもいいのですが、自信を取り戻すためには、お腹に力が入らなければなりません。下腹部はアーユルヴェーダでの大事なツボ。精油の力でいい刺激を与えましょう。

【戦士のポーズ】

　勇気を取り戻すために、戦士のポーズで気持ちを引き締めます。ポーズの前にグレープフルーツの香りをかいで、安定の中に軽やかなリズムを呼び戻します。

【レシピ】
スイートアーモンドオイル大さじ1にグレープフルーツ精油1滴を混ぜる。

1 | レシピのオイルを手にとり、その手を鼻の近くに持ってきて、深く呼吸をする。足をそろえて立つ。

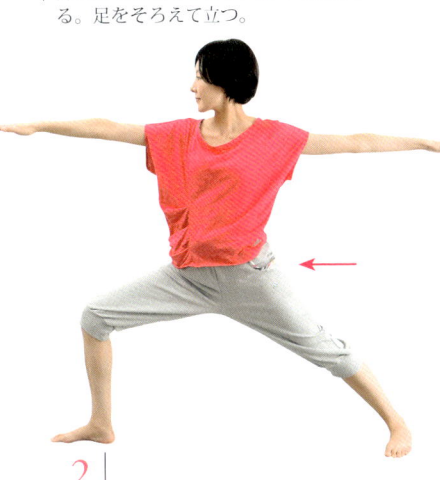

2 | 左脚を前に大きく出し、手先をそろえて左手を前へ、右手を後ろへ、地面と水平に上げる。

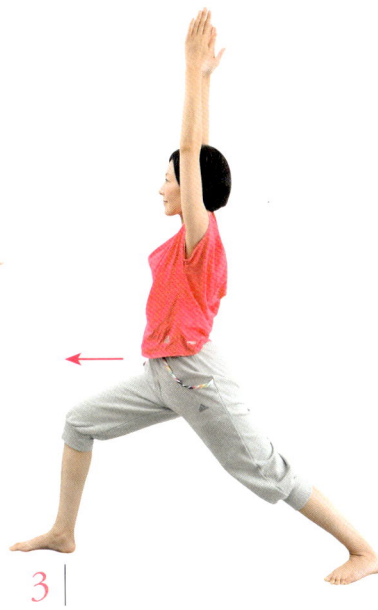

3 | 息を吸いながら両手を上に伸ばす。左右を変えて 2 〜 3 を行う。逃げ腰に注意して、前へ前へ腰を出す。

心 / 自信喪失 / Kapha

※ グレープフルーツなどの柑橘類の精油は、直接肌につけると光によってかぶれたり赤くなったりすることがあります。肌につけたまま外出しないようにしましょう。

♡ プチうつ
【心】

ジュニパー

ジュニパーの力で自分の解放を

　カパが心に多くなってくると、自分の無力さに落ち込むことがあります。最初は頑張るのですが、やがてうまくいかないと地のエネルギーが崩れてきて、忍耐力が低下し、自分を卑下し、悲観してしまいます。何をやってもダメだと、自分の中にこもって出てこなくなるのです。これがプチうつといわれるものでしょう。こうなってしまったら、とにかくこもりたくなる気持ちを溶かして、気分をアップして外に出なければなりません。

　そこで、ジュニパーの力を借ります。ジュニパーには変化を乗り越え、何かにとりつかれた自分をお祓いをするように解放する力があります。むくみに効くといわれ、デトックスに用いられますが、心のむくみにも効くのです。

【 朝、アロマポットを使う 】

　カパを活性化させるには、朝6時から10時の時間帯に活動することがポイントです。そこでまずは、ジュニパーをアロマポットで香らせましょう。

　東の位置で焚き、太陽が昇るイメージを持ちながら、自分の内側にも太陽が立ち上るような高揚感を持ちます。

　うつ状態になると、心身に太陽が昇らなくなります。それで悲観してしまうのですが、焦らず自分の調子が戻るときを待ち、「このままの自分ではない」と言い聞かせましょう。

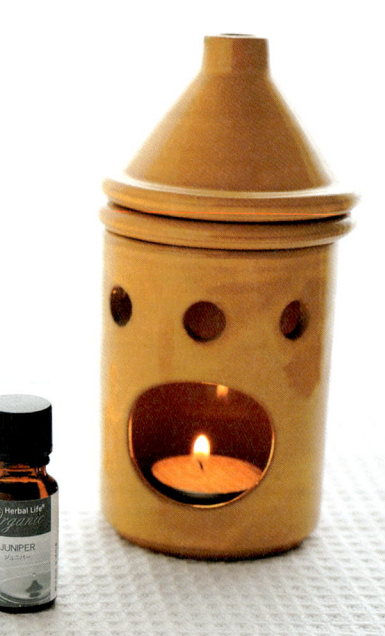

心　プチうつ　Kapha

他人を冷たく感じる

【心】　オレンジ　ジュニパー

固まりやすいカパの性質を打破して

　自分は以前と同じように接しているのに、相手が変わってしまい、前より冷たくなった気がする――。こんなふうに思ってしまうのは、心のカパが過剰になりすぎ、心が固まってしまったから。地のエネルギーが水とがっちりと結びつき、自分の殻に閉じこもってしまうのです。「相手が悪い」と思い込み、自分が頑固で相手を受け入れていないのだということに気づきません。カパが過剰になると表情もなくなります。かたまろうとする心が、表情筋も動かさなくなるのです。

　こんなカパ過剰の打破には、オレンジとジュニパーが欠かせません。オレンジは不安や緊張をとき、ジュニパーは不安や自信喪失を改善する作用があります。

【ライオンのポーズ】

　言いたいことが言えなくてかたまってしまい、人が冷たく感じる、というときは、まずは言いたいことを伝える勇気を持つべき。ライオンのポーズでためていたモヤモヤを一気に吐き出してしまいましょう。人間関係での悩みをすっきりさせてくれます。

【レシピ】
スイートアーモンドオイル大さじ1にオレンジ精油1滴、ジュニパー精油1滴を混ぜる。

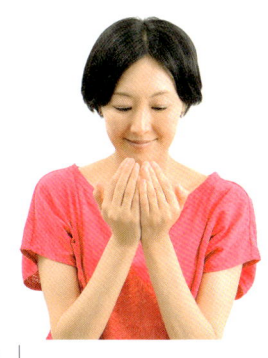

1
レシピのオイル1回分を手のひらにとり、両手によくなじませて香りをゆっくり吸ってゆっくり吐く。

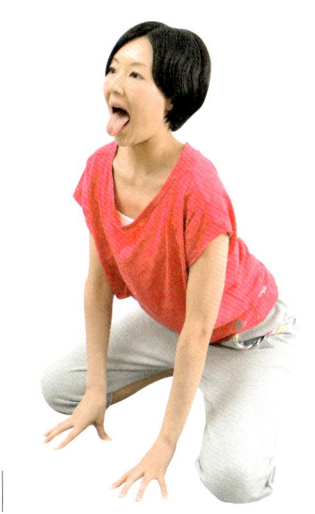

2
次にゆっくりと吸ったあと、息を吐くときに「ガーッ!!」と息を吐く音を出しながら、心にためていたことを全部吐き出す。このときに舌もおなかから伸びているような感じでこれ以上出せない、というところまで出す。

COLUMN

医学や福祉とアーユルヴェーダの関係

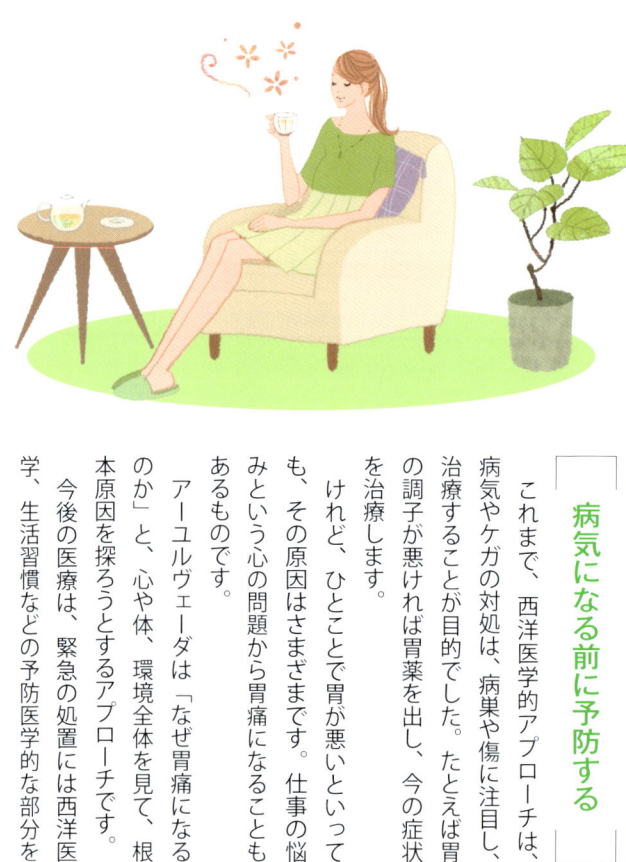

人を「部分」でなく「全体」で見る考え方

病気になる前に予防する

これまで、西洋医学的アプローチは、病気やケガの対処は、病巣や傷に注目し、治療することが目的でした。たとえば胃の調子が悪ければ胃薬を出し、今の症状を治療します。

けれど、ひとことで胃が悪いといっても、その原因はさまざまです。仕事の悩みという心の問題から胃痛になることもあるものです。

アーユルヴェーダは「なぜ胃痛になるのか」と、心や体、環境全体を見て、根本原因を探ろうとするアプローチです。今後の医療は、緊急の処置には西洋医学、生活習慣などの予防医学的な部分を

アーユルヴェーダ……というように、だんだんと融合していくことが望ましいと思われます。

精油の香りを用い、不調を予防したり、緩和したりするアーユルヴェーダアロマテラピーの考えも、今日の医学に活用され始めています。

「生きることの楽しさ」を引き出す

福祉においても、たとえば車イスの介助、お風呂の介助などの「部分」だけにとどまらず、人として生きる「全体」を見るのがアーユルヴェーダの考え方です。人の生活の質を豊かにし「生きていることの楽しさ」を引き出すことを支援することが大切ではないでしょうか。

こうした「人を生命体と見て、全人的なアプローチをする」ことは、アーユルヴェーダの基本中の基本です。5千年続く伝統が、現代の医療や福祉と融合し、ひとりでも多くの人の生命が輝く生き方が引き出されたらと願っています。

Part 3

スピリットで
理想の自分になる

スピリットが輝くこと。
それはすばらしい魂を呼び覚ますこと

これまでの章ではヴァータ・ピッタ・カパは悪いものではありません。
でも、ヴァータ・ピッタ・カパが過剰になったとき、あなたを輝かせてくれるものなのです！

マイナスをゼロにしたら、さらにプラスへ

第2章では自分の置かれている環境や体、心の状態をチェックして、どういうトラブルや心配な症状があるのかに気づき、バランスするコツを身につけました。

つまり、ヴァータ・ピッタ・カパの何が過剰なのかに着目して、「過剰なものを引き算してバランスをとる」という方法です。これは、「現状の増えすぎたものを引き算する」という発想です。

P126に示したように、アーユルヴェーダは「全人的なアプローチ」をします。生命体そのものに作用し、その人間には体があり、心があり、そして中心がスピリットになっています。

この第3章では、自分の根っこのところにあるスピリットに注目し、自分の根っこを呼び覚まし、いいところを輝かせていくというポジティブで全人的なアプローチを学んでいくことにします。

3つの性質を
ポジティブに取り入れる

人にはだれでも、限りない可能性があります。なぜなら、人の精髄となるスピリットには、すべてのエネルギーがあるからです。

P42の図をもう一度見てください。人はスピリットが輝くようにサポートするのです。体や心、そしてそれをとりまく環境は、地水火風空の5つのエネルギーの影響を受け、バランスを崩して、いやおうなしにヴァータ過剰、ピッタ過剰、カパ過剰になってしまいがちです（P14〜17参照）。でも、人間の中心にあるスピリットは、5つのエネルギーのすべてを自由に受け入れる能力があり、それをオーダーメイドで自由に使い分ける力もあるのです。

これからは、「エネルギーに翻弄される自分」から、「エネルギーを駆使して個性的に楽しく生きる自分」になりましょう。そのためには「5つのエネルギー

を全部味方にしちゃうぞ！」という前向きな精神が必要です。

どんな自分になりたいかはお好みしだい⁉

ではどんな自分になりたいか？ そこも難しく考える必要はありません。そのときその時の好みやタイミングで、「今日はヴァータ的にカッコいい自分」「明日はピッタ的に華やかな自分」「明後日はカパ的なおおらかな自分」になってしまえばいいのです。

そんなことできるのかしら？ などと悩む必要はありません。第2章で、環境や体、心のバランスをとる方法を身につけたのですから、絶対にできるはずです。

さあ、これからは自分のスピリットの声に耳を傾け、ポジティブに自分の人生を生きていきましょう！ 自分を輝かせる香りの選び方、使い方を身につけて、一直線に「なりたい自分」を手に入れましょう。

スピリットのチェック

☐ 創造力	☐ 先見性	☐ 集中力
☐ 直観力	☐ リーダーシップ	☐ 忍耐力
☐ 軽快さ	☐ 理論的	☐ 育む力
☐ 順応性	☐ 勇気	☐ 献身的
☐ ひらめき	☐ 情熱	☐ 頑張り
ヴァータのスピリット □個	ピッタのスピリット □個	カパのスピリット □個

今の自分に必要だと思うもの、望んでいるものにチェックを入れてください。縦の列で一番チェックが多いのが、あなたが今、味方につけたいスピリットです。
（このチェックだけではなく、環境・体・心で多かったところも参考にしてください）

ヴァータのスピリットは「軽快」と「ひらめき」

ヴァータの輝きは、驚くような発想力。
その発想が新しい世界を創造することになるでしょう。

いいほうに考えて暗示する

もし自分が「ヴァータが過剰」だと感じるのなら、ヴァータの欠点を先に考えてしまうでしょう。移り気で衝動的、あれこれ手をつけては物事が完結せず、緊張しすぎてイライラ……。そんな自分がいやになってしまうかもしれません。

でも、実はこんなときこそチャンスなのです。自分がヴァータに偏りすぎていると思うときは、ヴァータのいい面も出てきやすいとき。「移り気で落ち着かない」と自分のことを思っても、「いろんなことを一気にやれるテキパキした人」といいほうにとらえるのです。「緊張しすぎ」は「キリッとして立ち姿も凛としてカッコいい」と思ってしまえばいい。そんなふうに思えれば、自分に不安をもつことなく、自信をもって仕事や家事に取り組めるでしょう。

ヴァータを活かす精油を使う

ポジティブに自分をとらえようとするときに助けてくれるのが、精油です。ここにP29の表と同じ図をもう一度紹介します。P29では、ヴァータの過剰を抑える精油として、三角形の丸い部分の精油を主におすすめしていました。しかし、ヴァータのスピリットに働きかけ、ヴァータを生かすときには、三角形の頂点に近い精油を使うのです。たとえば、ラベンダー、クラリセージ、カモミールローマンなどです。

これらは、たくさん使う必要はありませんし、難しい使い方をする必要はありません。ヴァータのいいところを持った自分になりたいときに、精油のびんを開けて香りを吸い込む。ハンカチに1滴落としてバッグに入れ、ときどき香りを楽しむ。そんな使い方で十分です。

その香りを楽しみながら、「私はなんでもテキパキ片づける人」「キリッとしてサバサバしたカッコイイ人」と暗示をかけ、明るく前向きに過ごせばいいのです。

- ラベンダー
- クラリセージ
- カモミールローマン

❋ ヴァータのスピリットを輝かせる精油

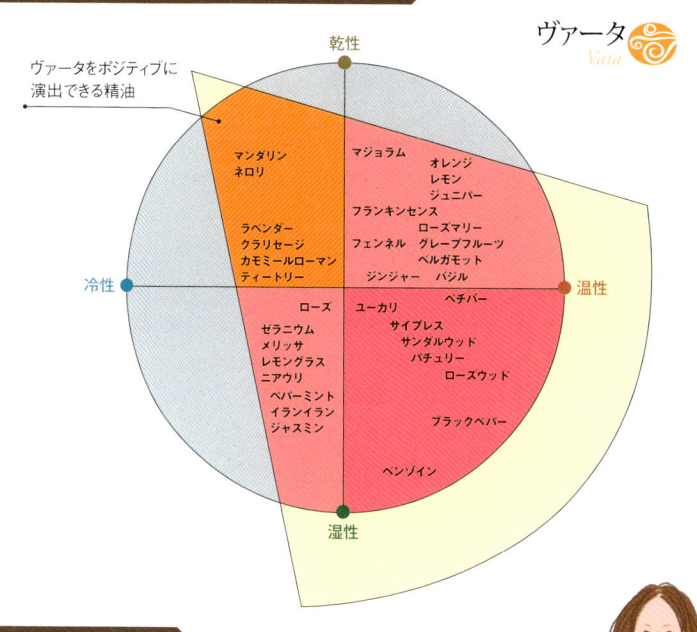

ヴァータをポジティブに演出できる精油

乾性

マンダリン
ネロリ

マジョラム　オレンジ
　　　　　　レモン
　　　　　　ジュニパー
フランキンセンス
ラベンダー　　ローズマリー
クラリセージ　フェネル　グレープフルーツ
カモミールローマン　　ベルガモット
ティートリー　ジンジャー　バジル

冷性　　　　　　　　　　　　　　　　　温性

ローズ　ユーカリ　　ベチバー
ゼラニウム　サイプレス
メリッサ　　サンダルウッド
レモングラス　パチュリー
ニアウリ　　ローズウッド
ペパーミント
イランイラン　　ブラックペパー
ジャスミン
　　　　　　ベンゾイン

湿性

ヴァータ
Vata

❋ ヴァータの長所

ヴァータのスピリット

「新」と「真」

* いつも斬新で本物を探求する
* キーワード……そよ風、軽快、ひらめき

▼

ヴァータのスピリットをたとえると…	
環 境	自由に動きやすい広々としたスペース
体	軽く動きやすい、燃費のよいエコカーのよう
心	こだわらないそよ風のような心

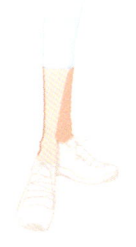

ピッタのスピリットは「情熱」と「ゴージャス」

ヴァータの輝きは、まぶしいほどの光。
華やかなその光が、周囲の闇を光に変えてしまう力を持っています。

- ローズウッド
- サイプレス
- ローズ
- サンダルウッド

華やかで世話好きの自分をイメージ

火のように熱いピッタは、過剰になると怒りっぽく批判的。嫉妬したり、ものを投げたりで、熱すぎて周囲を困らせてしまいます。自分がこんな態度をしてしまう人は「ピッタが過剰なときの自分がキライ」と思ってしまうでしょう。

でも、ピッタはそもそもとても魅力的でいきいきとした人。決断力があり、リーダーシップもあり、みんなをまとめながらさまざまなことに取り組むチャレンジャーです。華やかに輝き、周囲の人からから憧れの存在として見られます。

こんな「最良のピッタ」になりたいのなら、何事も恐れず、堂々としていましょう。「自分は周囲の仲間が好き。みんなのリーダーになって喜んでもらおう」と暗示をかけましょう。すると、どんどん行動的になり、周囲の人にも親切にできるようになるはずです。

高貴な香りやさわやかな香りがピッタらしさにつながる

ピッタのいい面が際立っているときは、かぐわしいローズの香りが似合います。ローズのゴージャスで「華」のある「雅」なエネルギーが、女王様のような品格を持つピッタにぴったり。

左ページの図を見てください。三角形の頂点近くにあるものが、ピッタをポジティブにしてくれる精油。つまり元気を満たしてくれるローズウッドやサイプレス、あるいはバラの香りやオリエンタルなサンダルウッドも、華やかなピッタを演出するのに最適です。

精油のびんから直接香りを吸引したり、ハンカチに落として香らせるほか、マグカップに湯を入れて1滴の精油を落とし、それをゆっくりと吸引する方法などで、手軽に香りを楽しんでください。

また、5mlのグレープシードオイルに1滴の精油を落として希釈し、香水として楽しむこともできます。特にローズやサンダルウッドは高貴な香りで香水にぴったりです。

❊ ピッタのスピリットを輝かせる精油

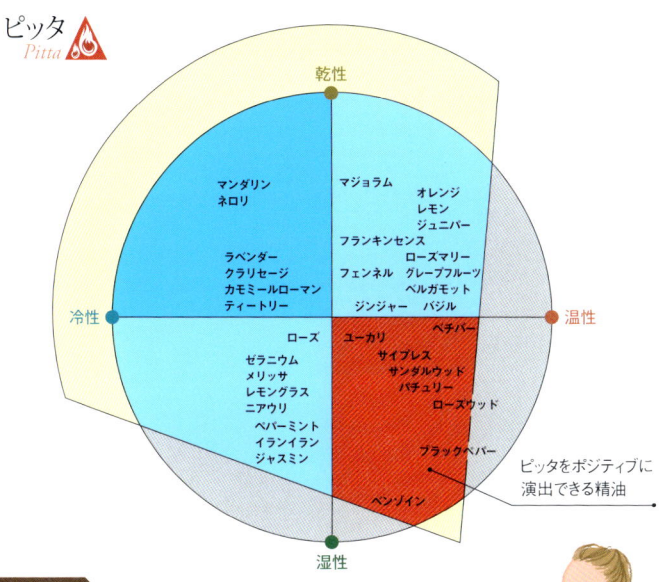

ピッタ
Pitta

乾性

マンダリン　　マジョラム　　オレンジ
ネロリ　　　　　　　　　　　レモン
　　　　　　　　　　　　　　ジュニパー
　　　　　　　　フランキンセンス
ラベンダー　　　　　　　　　ローズマリー
クラリセージ　フェンネル　　グレープフルーツ
カモミールローマン　　　　　ベルガモット
ティートリー　　ジンジャー　バジル

冷性　　　　　　　　　　　　　　　　温性

　　　　　　ローズ　　ユーカリ　　ベチバー
　　　　　ゼラニウム　サイプレス
　　　　　メリッサ　　サンダルウッド
　　　　　レモングラス　パチュリー
　　　　　ニアウリ　　　　　ローズウッド
　　　　　ペパーミント
　　　　　イランイラン　　　ブラックペパー
　　　　　ジャスミン
　　　　　　　　　　　　　　　　ピッタをポジティブに
　　　　　　　　　　ベンゾイン　　演出できる精油

湿性

❊ ピッタの長所

ピッタのスピリット
「信」と「進」 ＊一途な信念と困難でも前に進む行動力 ＊キーワード……情熱、光、つややか

▼

ピッタのスピリットをたとえると…	
環　境	整理整頓された秩序のあるスペース
体	適度な筋肉とバランスのとれたスタイル
心	情熱的で信念を持つ凛とした心

カパのスピリットは「安定」と「重厚」

カパの輝きは、いつどこでも動じない、揺るがない心。
じっくりと堅実に、物事を核心に落とし込みます。

ポジティブシンキングで行動を

私たちは、過去の経験に振り回され、自分勝手な心の命令に自分を従わせてしまうことがあるとアーユルヴェーダでは考えます。つまり、何かトラブルなどが起こったときに、過去の似た出来事に照らし合わせ、「あのときああだったから、今回も同じことになる」と思い込んでしまい、解決策も無難で悲観的な方向に走ってしまいがちです。

でも、心の状態がよければ、こうしたマイナス思考を抑え、ポジティブシンキングでよい方向へと変えていくことができます。

そんなポジティブなカパを演出できるのが、カパ的なよい面を強調したいときも、こうしたポジティブシンキングに根ざして積極的に行動をしましょう。特にカパは一歩間違えると怠惰で眠ってばかり、考え方も保守的で、無難に流れてしまいがちなのです。そのカパ過剰な欠点を長所に変えて、おおらかで慈愛に満ちた素敵な人になるためには、いつもよりさらに積極性を意識して行動しなければなりません。穏やかな自分をイメージしながら、どんどん前向きに進んでいきましょう。

レモングラスを活用しよう

のは、図の三角の頂点に近いところにある精油。代表格がレモングラスです。レモングラスはフレッシュな草の香りとすっきりとした甘さを含む、印象的な精油。心の疲れを癒やし、集中力を高めてくれるので、努力家のカパにはぴったりです。家庭で育てることもできる植物なので、精油として楽しむほか、生の葉のハーブティーとして飲んだり、フレッシュ入浴剤として楽しむ方法などもおすすめできます。

また、カモミールローマンも柔らかでおおらかな、母なる香りといわれる精油。カパのポジティブな面を引き出すのに力を貸してくれるでしょう。

レモングラス

カモミールローマン

❃ カパのスピリットを輝かせる精油

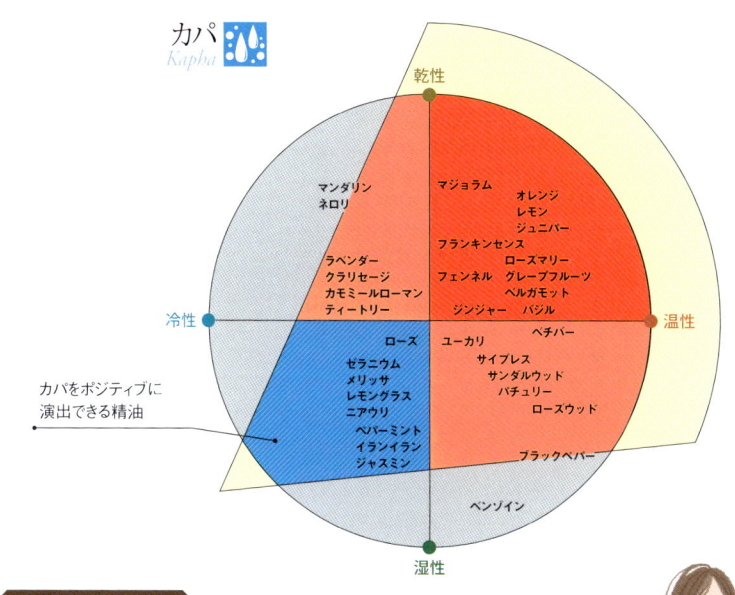

カパ *Kapha*

乾性 / 温性 / 冷性 / 湿性

マンダリン
ネロリ

マジョラム
オレンジ
レモン
ジュニパー
フランキンセンス
ローズマリー
フェンネル グレープフルーツ
ベルガモット
ジンジャー バジル
ベチバー

ラベンダー
クラリセージ
カモミールローマン
ティートリー

ローズ
ゼラニウム
メリッサ
レモングラス
ニアウリ
ペパーミント
イランイラン
ジャスミン

ユーカリ
サイプレス
サンダルウッド
パチュリー
ローズウッド

ブラックペパー

ベンゾイン

カパをポジティブに演出できる精油

❃ カパの長所

カパのスピリット

「深」と「芯」

* ぐらつかないで深く核心にせまる堅実さ
* キーワード……重厚、安定、忍耐力

▼

カパのスピリットをたとえると…	
環 境	穏やかでゆったりとしたスペース
体	体力があり疲れにくい
心	平和を愛する優しい心

COLUMN

前向きに生きるためには……
ストレスを味方につけて「ユーストレス」に変換する

ストレスは人生にはつきもの

自らスピリットを感じて自分のいいところを伸ばしていく、それが本章でおすすめした生き方です。けれど、さまざまな条件や心理状態が関係して、なかなかスムーズに前進できないことも多いでしょう。ストレスのない世界に行きたい、と思うこともありますよね。

でも、生きていくうえで、ストレスをなくすことはできません。というより、ストレスがあるからこそ頑張れる、という側面もあるのです。

ストレスには大きく分けて2種類あります。強すぎる刺激で心と体に悪影響を与える「ディストレス」。ふだんストレスと呼ぶものの多くはこのディストレスです。でも、ちょうどよい刺激であれば、私たちに気づきを与え、心身の向上や成長を促してくれるのです。これがよいストレス、「ユーストレス」です。

すべてのストレスをユーストレスにできれば、すぐにあなたのスピリットは最高の状態に保たれますが、うまくいかないとしたら、ストレスとどんなつき合い方をすればいいのでしょうか？

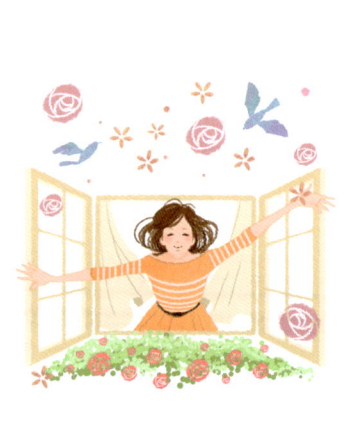

生活を少しだけ変えてみる

まずは、「私は今、ストレスを受けて反応しているんだな」と気づくことから始めます。ストレスがかかっているのに気づかずに頑張りすぎたり逃避したりしていると、いつまでもディストレスから逃れられないことが多いのです。気づいたうえで、ほんの少しずつ何かを変えていけばいいと考えましょう。

たとえば、部屋の照明や風通しを変える。ヘアメイクを変えてみる。明るい色や優しい色の服を選んで着て、楽しんでみる。スポーツやヨガなどで体を動かす——。自分がやりやすい方法で生活を変えることで、前向きに生きることにつながります。これこそが、マイナスをばねにするユーストレスです。

困難を波乗りを楽しむように、人生を前向きに生きて行けたらいいですね。

Part 4

精油ガイド

精油の作用とメカニズム

いろいろな作用を持つ精油を取り入れ、心身に働きかけるアロマテラピー。この章では改めて正しい知識を理解して、効果的に芳香を楽しみましょう。

精油は医療面でも作用する

薬理効果をはじめ、さまざまな作用が

アロマテラピーとは、植物から抽出した精油を使用した芳香自然療法です。古代から宗教的儀式や病気の治療などに使われ、現在でも民間療法として広く行き渡っているほか、フランスやイギリスでは医療現場で積極的に取り入れられています。現在は日本の医療現場にも浸透しつつあります。

精油はさまざまな有効成分を高濃度に含んでいるため、この芳香を体内に取り入れることで、薬理作用のほか、多くの作用を受けることができます。

❋ 精油の作用

生理作用	睡眠、呼吸、体温調節、消化、ホルモン分泌、免疫など、本来生命を維持するために必要なところに働きかけます。たとえば、ラベンダーの香りによる睡眠障害の改善などが代表的です。
心理作用	心理療法にアロマテラピーを応用するサイコアロマテラピーという手法があります。うつ病の患者に柑橘系の香りを吸入してもらうと、気分が明るくなるなどの治療結果も出ているそうです。
抗菌・抗ウイルス作用	森林浴ではフィトンチッドと呼ばれる抗菌物質を浴びることができますし、ハーブから抽出された精油の抗菌作用、抗ウイルス作用も知られています。ティートリーは殺菌に、ペパーミントはO157に、ユーカリは風邪に有効といわれます。
生体リズムの調整機能	心拍、脈拍、呼吸、睡眠時の脳波や、女性の生理周期などの生体リズムを補助する機能があるといわれます。時差ぼけにはラベンダーが効果的といわれています。
薬理効果	ペパーミントやカモミールローマンの消炎作用、クラリセージのホルモン調整機能、ユーカリなどの去痰作用など。

※詳しくはP144からのそれぞれの精油の解説を参照してください。

精油が体に入るルートは鼻、呼吸器、皮膚

使い方でルートは変わる

精油は、香りを楽しむ、吸入をする、マッサージオイルに加えるなど、さまざまな使い方をします。その使い方によって精油が体に入るルートが変わり、作用のメカニズムも変わってきます。

鼻から吸入し、神経系に伝わるルート

芳香成分を鼻から吸いこむことによって、嗅上皮の粘膜から嗅細胞を刺激し、大脳辺縁系の扁桃体や海馬、視床下部に到達し、心身に働きかけます。精油のびんから香りを直接楽しんだり、ハンカチやティッシュなどに精油を落として香りを楽しむ方法がこれにあたります。

大脳皮質
嗅上皮（嗅細胞）
大脳辺縁系

呼吸器から血液に入り、体内をめぐるルート

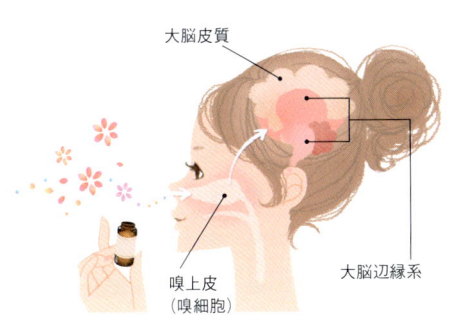

芳香がのどから肺に入り、肺胞から血液に入って全身をめぐります。最終的には肝臓で分解されて尿、汗、呼気として排出されます。洗面器やマグカップのお湯に精油を落とし、蒸気吸入をする場合や、ゆっくりと深呼吸をして芳香を楽しむときがこれにあたります。

皮膚から吸収し、血液やリンパで体内をめぐるルート

皮膚の皮脂膜における角質層から真皮に届き、末梢血管に入りこみ、各組織に作用します。ベースオイルで希釈してマッサージなどをすることにより、このようなルートで作用します。

香りの特徴を知ってブレンドを

精油は7つの系統に分類され、香りの強弱や持続時間も違います。それぞれの特徴を覚え、ブレンドの参考にして。

香りの揮発速度と組み合わせ

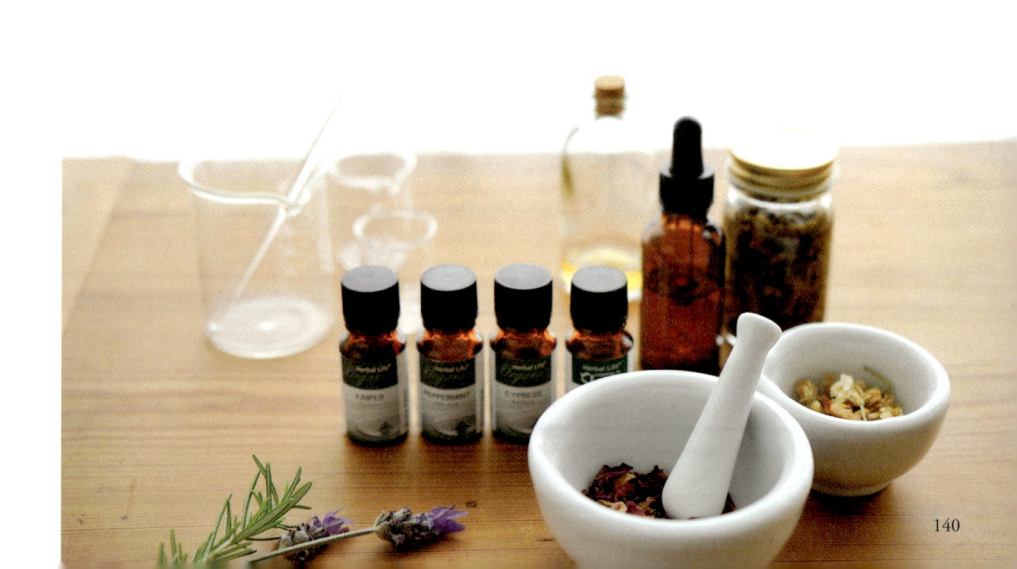

香りの揮発速度は「ノート」で表す

本書では、できるだけ精油をブレンドせず、1種類だけ使って簡易に対処する方法を紹介してきました。でも、精油にはそれぞれの特徴があります。それらを学ぶと精油の使い方のポイントがわかりますし、ブレンドする楽しみも広がります。まずは、揮発の速度について知っておきましょう。

精油はそれぞれ揮発する速度や持続時間が異なります。この揮発速度を「ノート」という言葉で表し、3つに分けています。

← トップノート　ミドルノート　ベースノート →

特徴

香りが最も早く広がります。香りの持続時間は10～30分程度です。主に柑橘系や葉、花から抽出される精油です。

トップノートとベースノートの間ぐらいの揮発速度と持続時間を持ちます。香りの持続時間は30分～2時間です。主に花や葉から抽出される精油です。

香りが最も早く広がります。香りの持続時間は2～12時間です。主に柑橘系や葉、花から抽出される精油です。

精油

オレンジ、グレープフルーツ、ベルガモット、レモン、ユーカリ、ティートリー、ペパーミントなど
（おもにカパ向き）

ローズ、ゼラニウム、クラリセージ、カモミールローマン、ラベンダーなど
（おもにピッタ向き）

ベチバー、ジャスミン、サンダルウッド、パチュリーなど
（おもにヴァータ向き）

香りの種類は大きく分けて7つ

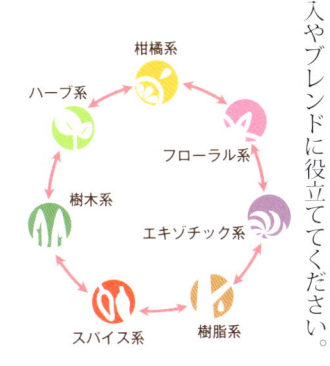

種類を覚えると楽しみが広がる

精油の香りは、植物の種類や抽出部位によって7つの系統に分かれます。それぞれの種類がわかっていると、香りの想像がつき、作用やブレンドのしかたもわかってきます。ブレンドする場合は、同じ系統か隣同士の系統だと相性がいいと言われます。P144からの精油ガイドにも示してあるので、種類を見ながら購入やブレンドに役立ててください。

(図：柑橘系 → フローラル系 → エキゾチック系 → 樹脂系 → スパイス系 → 樹木系 → ハーブ系 → 柑橘系)

		【このタイプの精油】
herb ハーブ系	ハーブから抽出された、爽快感とほんのりとした苦味のある香りが特徴です。古くから民間薬として使用されてきた薬草が多く、殺菌効果があり、呼吸器系にも作用するものが多数。集中力を上げたいときにリフレッシュ効果なども。刺激が強いものが多いので、注意しましょう。刺激性がピッタを増やすことがあります。	クラリセージ、バジル、フェンネル、ペパーミント、マジョラム、ローズマリー
citrus 柑橘系	果物の皮から抽出されるフルーティな香りが気分を明るくしてくれます。ブレンドのしやすさも特徴のひとつです。注意したいのは、マッサージなどで皮膚から吸収した場合、その後日光に当てるとしみ・そばかす、痛みやアレルギー反応が出る場合があること。日光に当てないようにすることと、あらかじめパッチテストを行うことをすすめます。甘さと酸味がヴァータの味方です。	オレンジ、グレープフルーツ、ベルガモット、マンダリン、メリッサ、レモン、レモングラス
floral フローラル系	花から抽出した、甘く、優しい香りが特徴のグループ。採取できる量が少ないので、ローズなど高価なものが多いのも特徴。一部花の葉や茎から抽出したものも含まれています。おなじみの香りのものが多いですが、豊かな香りは刺激も強いので、特徴を把握してから使用しましょう。ブレンドして使うことも多いものです。	カモミールローマン、ジャスミン、ゼラニウム、ネロリ、ラベンダー、ローズ
exotic エキゾチック系	甘く濃厚で個性的な、異国情緒漂うグループです。香りに幅を出してくれるので、単体で使ってもいいですが、揮発速度が比較的遅いので、ベースノートとして使い、他の香りとブレンドするにも向いています。香りが独特なので、多めに使うと強すぎてしまうことがあるので注意しましょう。カパを増やすことがあります。	イランイラン、サンダルウッド、パチュリー
resin 樹脂系	香木の樹脂から採取される精油群。重厚で甘い香りのものが多く、少量でも持続性がありますが、どこか心癒やされるものが多いでしょう。ベースノートとして使われることが多いグループです。また、粘度が高く、保湿効果も期待できます。風邪や皮膚病などに作用するといわれます。ヴァータの軽さを安定させます。	フランキンセンス、ベンゾイン
spice スパイス系	香辛料として料理にも使う植物から抽出される精油群。ピリッとした刺激のある香りで心身を活性化してくれます。やる気や元気を出し、身体を温める働きもあるといわれています。刺激が強いので、使うときには注意。顔へのマッサージなどには用いないほうが無難でしょう。ピッタを増やしやすいといわれます。	ジンジャー、ブラックペパー
tree 樹木系	樹木の樹皮や枝、葉などから抽出した香り。森林浴をしているかのようなさわやかで心地よい香りが特徴です。ストレス解消の作用があり、リラックス効果も高いでしょう。デオドラント効果、美肌効果も期待できます。特にカパが過剰なときなど、重苦しい気分のときには、このさわやかな樹木系の香りに癒やされそうです。	サイプレス、ジュニパー、ティートリー、ニアウリ、ユーカリ、ローズウッド

精油の選び方、購入のしかたと使用上の注意点

多くの種類が販売されている精油。しかし、品質の悪い精油だと効能が存分に発揮されません。精油を選ぶときは注意して見極めて。

購入するときにチェックすること

必ず天然のものを選びましょう

アロマテラピーの人気の高まりとともに、精油はとても買いやすくなりました。なかには驚くほど安価なものもありますが、安さだけで選ばず、知識を持って購入しましょう。

精油とはご存じのように、植物の芳香成分を凝縮した天然のもの。けれど、中には合成のアロマオイルなど、品質の悪いものもあります。購入するときは、まず、必ず精油のびんに「エッセンシャルオイル（精油）」と書かれたものであるかを確認します。そして、品名、学名、抽出部位、抽出方法、原産国などが書かれているかどうかもチェックしましょう。義務ではないのですが、きちんと記されているものが基本となります。

品質管理がきちんとしたものを

また、ロットナンバーが明記されていると、ベターです。優良な精油メーカーは、安全で高品質な精油を提供するために、精油にロットナンバー（ロット番号）をつけて管理しています。この番号から、産地や年や品質についての情報などの追跡調査ができるようにしているのです。つまり、ロットナンバーがついているということは、品質管理がきちんとされているということ。購入のひとつの基準となります。

精油は紫外線の影響を受けやすく、酸化もするので、青色や茶色、黒などの遮光びんに入っているものを選びましょう。フタの栓がしっかりしていて、口にドロッパーがついたものを購入するといいでしょう。

P144から、この本で使用している、アーユルヴェーダでよく使う精油のプロフィールを掲載しています。P172のおすすめショップも参考にしてください。

使うときにはこんな点に注意を

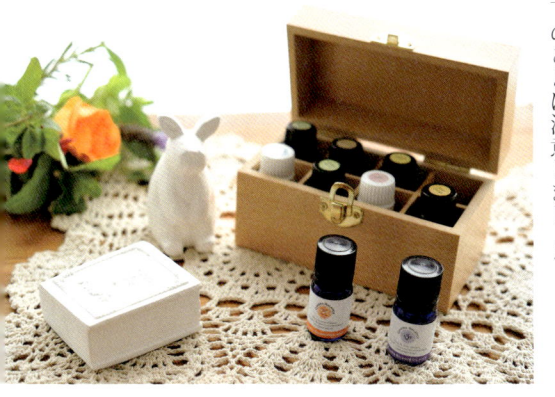

強力な作用があるから気をつけたい

精油は、天然成分を凝縮したもの。それだけに作用は強力で、使い方を間違えるとトラブルが起こりやすくなります。正しく作用させ、心地よく使うために、以下のことに注意しましょう。

❋ 精油使用の注意

肌に直接つけない	精油を直接肌につけると、かゆみやかぶれを感じることがあります。精油はベースオイルで希釈して使い、ルームフレグランスにするときは精製水や無水エタノールで希釈します。マッサージオイルは1％以下に希釈するのが基本。精油の1滴は0.05mlとして計算します。
パッチテストを行う	精油を肌に用いるときには、事前にパッチテストをします。小さじ1のベースオイルに精油1滴を加えたものを二の腕の内側などに塗り、1日以上放置して異常が起こらないかどうか観察します。
保管場所に気をつける	精油は揮発性が強く、引火しやすいので、湿気多い浴室での保管は避け、直射日光が当たらない風通しのいい冷暗所に保管します。
光毒性に注意（ひかりどくせい）	光毒性という性質をもつ精油は精油の成分と紫外線が反応して炎症を起こしたり、しみ、しわの原因になったりします。特に柑橘系の精油の場合は注意しましょう。肌につけた状態で外出しないこと。
内服しない	医師の指導がなければ、精油を口にしないこと。肝臓や腎臓に障害が出ることもあります。
赤ちゃんと高齢者、妊婦の使用に注意	1歳以下の赤ちゃんには使用厳禁。3歳以下の子どもに対しては芳香浴以外の精油の使用は危険。3歳以上の子どもや高齢者、妊婦は一部の精油を除き、使用量をなるべく減らして、様子を見ながら使用してください。

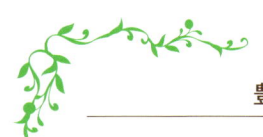

豊潤で至福感をもたらす香り

イランイラン

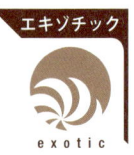

エキゾチック
exotic

　甘く濃厚でエキゾチックな花の香りが印象的。香水の原料としても代表格で、6～20mほどに成長する高木のイランイランは、「パフュームツリー」とも呼ばれています。

　至福とリラックスというスピリットを持つこの精油には催淫作用があり、セクシーな気分を高める効果もあることから、インドネシアでは結婚式を終えたカップルのベッドに、この花をちりばめる習慣があります。

　芳香浴や入浴、トリートメント、ヘアケア、スキンケアなど幅広く使うことができます。

DATA

- 学名／*Cananga odorata*
- 科名／バンレイシ科
- 抽出部位／花
- 抽出方法／水蒸気蒸留法
- 主な原産地／コロモ、マダガスカル、インドネシアなど

＜主な精油成分＞
モノテルペン炭化水素類、エステル類、モノテルペンアルコール類、フェノールエーテル類など

こんなときにおすすめ

心　不安、ストレス、緊張などをやわらげる

アドレナリンの分泌を抑制し、神経系をリラックスさせて鎮静する作用があります。イライラや怒り、不安などがやわらぎ、幸福感が得られるといわれます。心配事や不安が軽減されるので、「できない」と思っていたことにも挑戦でき、元気ややる気が戻ってきます。

主な作用　怒り・不安・恐怖・ショック・不眠・緊張からの解放、催淫

体　ホルモンバランスの安定や高血圧に

女性の場合は月経痛をやわらげ、月経不順や更年期障害の改善にも効果を発揮します。鎮静作用があるため、過呼吸や心拍数の上昇を落ち着かせ、高血圧や神経性の頭痛にも作用。皮脂の分泌のバランスをとるので、乾燥肌にも脂性肌にも向いています。

主な作用　過呼吸・月経トラブル・高血圧・脂性肌・抜け毛・枝毛・オイリーヘアの改善・皮膚トラブル

注意　使用量が多いと頭痛や吐き気を起こすこともある。また、敏感な肌には刺激が強いので、パッチテストを慎重に行うこと。

［香りの特徴］
**強烈で濃厚な甘さ
エキゾチック**
ノート：ベース～ミドル

［アーユルヴェーダ的特徴］
ピッタ、ヴァータを減らしカパを増やす

［温・冷、乾・湿の分類］
冷性、湿性

［味］
甘味、苦味

［スピリット］
至福、リラックス

さわやかな香りで気持ちリフレッシュ

オレンジ（オレンジ・スイート）

柑橘 citrus

　万人に好まれるさわやかで甘酸っぱい香りが印象的な精油。おなじみのバレンシアオレンジやネーブルオレンジ、ブラッドオレンジなどの果皮から抽出されます。生産量が豊富なため、手頃な価格で買いやすいのがうれしいですね。
　オレンジの原産地はインドや中国。十字軍が遠征の戦利品としてヨーロッパに持ち込んだといわれています。楽しく物事に取り組め、スムーズにこなせるよう励ましてくれます。
　芳香浴やトリートメントのほか、肌や髪の手入れに使うと効果的。また、ハウスケアにも使えます。

DATA

- 学名／*Citrus sinensis*
- 科名／ミカン科
- 抽出部位／果皮
- 抽出方法／圧搾法
- 主な原産地／ブラジル、イタリア、フランスなど

＜主な精油成分＞
モノテルペン炭化水素類、アルデヒド類、モノテルペンアルコール類など

こんなときにおすすめ

心　気分を変えてくれ、胃炎や不眠のサポートも

さわやかな香りにはリフレッシュ効果やリラックス効果があります。不安や緊張がやわらぎ、プチうつ気味だった人も明るく前向きにする作用があります。神経性の胃炎や不眠の解消にも役立ち、心から元気になれるでしょう。穏やかな作用なので、子どもにもOK。

主な作用　不安・抑うつ・不眠・ストレス・緊張の改善

体　胃もたれなど胃腸のトラブルに

消化器系の調子を整える作用があり、下痢や便秘、食欲不振などに有効です。胆汁の分泌も促進するので、脂肪の消化を助ける効果もあります。また、ビタミンCの吸収と同化を助け、老廃物を排出して肌を整える作用も。ニキビやくすみなどのトラブル解消にも役立ちます。

主な作用　下痢・便秘・食欲不振・ニキビ・くすみの改善・二日酔い

注意　高濃度での使用や沐浴での使用では、肌を刺激することもある。弱い光毒性を示すことがあるので、皮膚につけた後は、紫外線や日光を避けること。

[香りの特徴]
フルーティーな甘さ
柑橘系ならではのさわやかさ
ノート：トップ

[アーユルヴェーダ的特徴]
ヴァータ、カパを減らしピッタを増やす

[温・冷、乾・湿の分類]
温性

[味]
辛味、苦味

[スピリット]
順応、楽観

花 / floral

甘酸っぱい香りの「植物のお医者さん」
カモミールローマン

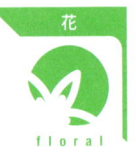

　ハーブティーなどでおなじみのカモミールの一種で、生命力の強い多年草。近くに生えている植物の病気を治して元気にする働きもあることから、「植物のお医者さん」とも呼ばれています。

　青リンゴのような甘酸っぱい香りが特徴で、不安や動揺、興奮をしずめてくれる鎮静効果や、リラックス効果が高いことで知られています。また、炎症を起こした部分を冷やし、痛みを取り除いてくれますが、作用が穏やかなので、子どもにも安心して使えるうれしい精油です。

　あなたのなかに存在する許しと寛容の力を高めてくれるでしょう。

DATA

- 学名／Anthemis nobilis
- 科名／キク科
- 抽出部位／花
- 抽出方法／水蒸気蒸留法
- 主な原産地／フランス、ハンガリー、モロッコなど

＜主な精油成分＞
エステル類、モノテルペンアルコール類、ケトン類、モノテルペン炭化水素類など

こんなときにおすすめ

心 ショックやストレスを感じたとき

大きなショックやストレスを感じたときなどに中枢神経を鎮静し、外からの刺激を一時的に遮断して、心のバランスがとれるように導きます。ストレスによる摂食障害や、頭痛、腹痛のほか、大人の不眠や子どもの寝つきの悪いときにも効果があるといわれます。

主な作用　不安・抑うつ・不眠・神経過敏の改善・眼精疲労

体 痛み全般に。月経不順や更年期障害にも

鎮静作用により、頭痛、腹痛、歯痛などをやわらげます。消化を促進し、胃腸の不調も改善します。下痢や嘔吐をしずめる作用もあります。弱いながらも月経を整える作用もあり、月経不順や更年期障害の改善にも有効です。アレルギー性鼻炎や花粉症の緩和にも。

主な作用　消化器系疾患・頭痛・歯痛・生理痛・更年期障害・敏感肌の改善

注意
妊娠初期は使用を避けること。向精神薬や鎮静剤、睡眠剤との併用は、中枢神経への鎮静作用を強くしすぎてしまうことがあるので、避けたほうがよい。

[香りの特徴]
甘酸っぱさとみずみずしさ
ノート：トップ

[アーユルヴェーダ的特徴]
カパ、ピッタを減らしヴァータを増やす

[温・冷、乾・湿の分類]
冷性、乾性

[味]
苦味、辛味、甘味

[スピリット]
寛容

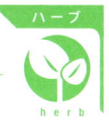

女性の体と心に寄り添う 幸福感を呼ぶ香り
クラリセージ　ハーブ

女性ホルモンに似た働きをするので、月経を調整し、ほてりを抑え、不安感を解消するなど、女性特有の症状をやわらげます。

心を幸福感で満たすので、ドイツではかつて、ビールやワインに入れていたこともあったといいます。

こんなときにおすすめ

心　イライラや不安を鎮め、幸福感を感じる

イライラやパニックなどをしずめる作用と、精神を高揚させる作用があり、吸入すると幸福感を感じるでしょう。

主な作用　神経の緊張・抑うつ・悲嘆・産後うつの改善

体　女性特有の症状や頭痛も緩和してくれる

女性ホルモンのエストロゲンと似た作用があることに注目。月経トラブルや更年期障害などの症状をやわらげます。

主な作用　生理痛・更年期障害・頭痛・偏頭痛の改善

注意　妊娠中やホルモン治療中は使用禁止。車の運転も避ける。使用前後の飲酒は酔いが増長されることもあるので注意。

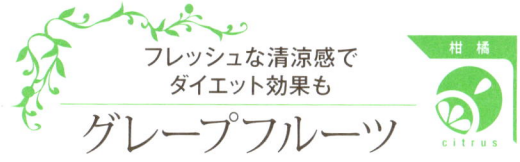

DATA
- 学名／*Salvia sclarea*
- 科名／シソ科
- 抽出部位／花、葉
- 抽出方法／水蒸気蒸留法
- 主な原産地／フランス、イタリア、モロッコなど
- ＜主な精油成分＞エステル類、モノテルペンアルコール類、モノテルペン炭化水素類など

[香りの特徴]
ほろ苦い甘さと深み
ノート：トップ〜ミドル

[アーユルヴェーダ的特徴]
ヴァータ、ピッタ、カパのバランスをとる

[温・冷、乾・湿の分類]
冷性、乾性

[味]
甘味、苦味、辛味

[スピリット]
明晰、直感

フレッシュな清涼感で ダイエット効果も
グレープフルーツ　柑橘

ほのかな苦みと甘みが酸味にプラスされ、さわやかで清涼感を感じるグレープフルーツ。自己尊重の意識を高めてくれるので、自分の価値を再認識でき、幸福感をもたらしてくれます。ダイエット効果が期待できる点でも注目されています。

こんなときにおすすめ

心　集中力を高め、心のバランスをとる

イライラや動揺を抑えて心のバランスを整える作用があります。不安や緊張をほぐして自信を回復させてくれます。

主な作用　無力感・躁うつ・落ち込みの軽減

体　消化を助けダイエットのサポートにも

脂肪の燃焼を促進する効果があり、むくみやセルライトの解消、ダイエットのサポートとして人気。

主な作用　肥満・セルライト・むくみの解消、ニキビ予防

注意　高濃度での使用は皮膚刺激がある。光毒性があるので、皮膚に付けた後は紫外線や日光を避ける。

DATA
- 学名／*Citrus paradisi*
- 科名／ミカン科
- 抽出部位／果皮
- 抽出方法／圧搾法
- 主な原産地／アメリカ、イスラエル、アルゼンチンなど
- ＜主な精油成分＞モノテルペン系炭化水素類など

[香りの特徴]
みずみずしくさわやか
ノート：トップ

[アーユルヴェーダ的特徴]
カパ、ヴァータを減らしピッタを増やす

[温・冷、乾・湿の分類]
温性、乾性

[味]
甘味、酸味

[スピリット]
前進

サイプレス

呼吸を整える　落ち着いた香り

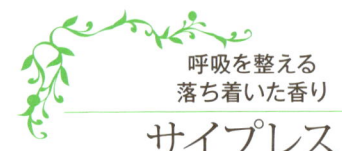

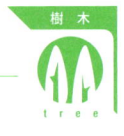

樹木 tree

収斂作用があるので、スキンケアやヘアケアに最適。男性用のアフターシェーブローションなどにもよく使われます。地中海沿岸でよく見られるこの円錐型の常緑樹は、ギリシャやローマなどでも、古くから神聖な木として墓地や寺院などに植えられてきました。

こんなときにおすすめ

心 心をしずめて冷静な判断ができる

早すぎる心拍や呼吸を整える働きがあります。現実を受け止め、人生の転機を乗り越える手助けをしてくれます。

主な作用　気持ちの緩み・注意力散漫、イライラ解消

体 せきやむくみの緩和、デオドラントも

発汗過多を抑制しながらリンパの流れを促してくれるため、ニキビや肌あれに効果的です。

主な作用　異常発汗・静脈瘤・むくみ・体液過剰の軽減

注意　高濃度での使用は皮膚を刺激する場合があるので、敏感肌の人は注意を。妊娠初期の使用は避けること。

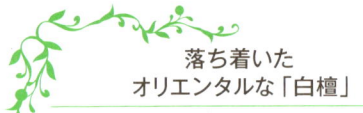

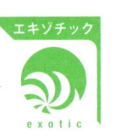

DATA

- 学名／*Cupressus sempervirens*
- 科名／ヒノキ科
- 抽出部位／葉、枝
- 抽出方法／水蒸気蒸留法
- 主な原産地／フランス、スペインなど
- <主な精油成分>モノテルペン炭化水素類、モノテルペンアルコール類、エステル、ケトン類など

[香りの特徴]
ややスパイシーで落ち着く香り
ノート：ミドル

[アーユルヴェーダ的特徴]
ヴァータ、ピッタ、カパのバランスをとる

[温・冷、乾・湿の分類]
温性、湿性

[味]
辛味、甘味

[スピリット]
変容、機転

サンダルウッド

落ち着いたオリエンタルな「白檀」

エキゾチック exotic

日本では「白檀」の名で親しまれ、お香の原料として古くから使用されています。心を深く鎮める効果があるといわれ、分析や判断を越えた「今、ここ」に存在する力に気づかせるため、インドでも瞑想時の薫香に使われてきました。

こんなときにおすすめ

心 心を深く落ち着かせたいときに

瞑想にも使われてきたのは、鎮静作用があり、脳の働きをしずめてくれるから。自分の内面を深く見つめたいときにも。

主な作用　神経の緊張・不安・おそれ・執着心の軽減

体 殺菌・消毒・のどの炎症にも

優れた殺菌・消毒作用や抗炎症作用があり、泌尿器系のトラブルや、のどの痛み、冷え性やむくみにも効果を発揮。

主な作用　呼吸器の疾患・皮膚トラブル改善、利尿

注意　妊娠初期やうつ状態のときは使用禁止。

DATA

- 学名／*Santalum album*
- 科名／ビャクダン科
- 抽出部位／心材
- 抽出方法／水蒸気蒸留法
- 主な原産地／インド、インドネシアなど
- <主な精油成分>セスキテルペンアルコール類など

[香りの特徴]
濃厚で甘くオリエンタル
ノート：ミドル～ベース

[アーユルヴェーダ的特徴]
ピッタ、ヴァータを減らしカパは変化なし

[温・冷、乾・湿の分類]
温性、湿性

[味]
苦味、甘味

[スピリット]
静寂、統合

花 / floral

インドの愛の女神カーマの濃厚な香り
ジャスミン

　小さな花をたくさん咲かせる可憐な外見に似合わず、ジャスミンはとても濃厚で魅惑的な甘い香りを放ちます。クレオパトラはこの香りを利用して敵対する将軍を魅了し、自ら敵国を制したと言う伝説があります。インドでは、日が暮れるとより濃厚に香るため「夜の女王」と呼ばれます。希望や自信を取り戻させてくれる香りです。

　心の土壌に豊かな創造力を復活させ、直感力を高めます。大量の花からごく少量しか採れないため、非常に高価ですが香りは強く、長く持続するため、少量で十分効果があるでしょう。

DATA

- 学名／*Jasminum grandiflorum*（〜 *officinale*）
- 科名／モクセイ科
- 抽出部位／花
- 抽出方法／揮発性有機溶剤抽出法
- 主な原産地／モロッコ、エジプト、インドなど

<主な精油成分>
エステル類、ジテルペンアルコール類、モノテルペンアルコール類、ケトン類など

こんなときにおすすめ

心　自信を取り戻し、可能性を見いだせる

脳内麻薬と呼ばれるエンケファリンや、快感ホルモンと呼ばれるドーパミンの分泌を活性化し、セクシーな魅力を与えてくれます。不安や不満を解消し、自信や可能性を感じさせてくれます。疎外感があるときも落ち着かせてくれるので、希望を持つことができます。

主な作用　重い抑うつ・内気・恐れ・無関心の軽減、不安解消

体　女性特有の症状を緩和し、肌もなめらかに

女性ホルモンも男性ホルモンも安定させます。女性特有の症状を緩和するほか、出産の痛みを緩和し、分娩を助けるのにも優れた働きをします。泌尿器系にもよい効果があるとされています。肌を柔らかくする作用があり、乾燥肌や敏感肌の人に潤いをもたらします。

主な作用　生理痛・出産時の苦痛・肌トラブルの改善

[香りの特徴]
深みと温かみがあり、甘く濃厚
ノート：ミドル

[アーユルヴェーダ的特徴]
ピッタ、カパを減らしヴァータは変化なし

[温・冷、乾・湿の分類]
冷性、湿性

[味]
苦味、甘味

[スピリット]
調和、創造

注意　集中力が必要なときや妊娠中は、使用を避けること。

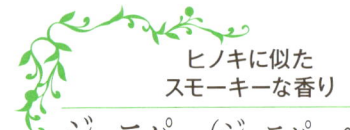

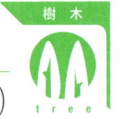

ヒノキに似たスモーキーな香り
ジュニパー（ジュニパーベリー）

樹木 tree

ジュニパーはヒノキ科の常緑樹で、松ぼっくりに似た果実をつける薬草です。人間が最初に使った植物のひとつと言われ、先史の遺跡で発見されています。魔よけの力を持つ木として尊ばれ、祈りや癒やしのための薫香にも使われていました。酒のジンの香りづけにも使用されます。

こんなときにおすすめ

心　疲れた心を癒し、頭をすっきりさせる

心のわだかまりを溶かし意志の力を強化することで、集中力を高める効果があります。

主な作用　エネルギーの消耗・不安・自信喪失・過敏の緩和

体　老廃物を排出してむくみや膀胱炎を予防

体の中から余分な水分や老廃物を排出して体液の循環をよくし、むくみや肩こり、筋肉痛の予防・解消に効果を発揮。

主な作用　利尿、むくみ・セルライトの改善、関節炎の緩和

注意　腎臓疾患時、妊娠中の使用は禁止。子供への使用も適さない。高濃度での使用は皮膚に刺激を感じるので注意。

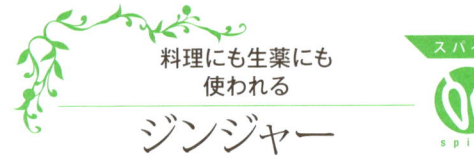

DATA
- 学名／J(v)uniperus communis
- 科名／ヒノキ科
- 抽出部位／果実
- 抽出方法／水蒸気蒸留法
- 主な原産地／イタリア、フランスなど
- <主な精油成分>モノテルペン炭化水素類、セスキテルペン炭化水素類、モノテルペンアルコール類、エステル類など

[香りの特徴]
温かく甘い樹木の香り
ノート：ミドル

[アーユルヴェーダ的特徴]
カパ、ヴァータを減らしピッタを増やす

[温・冷、乾・湿の分類]
温性、乾性

[味]
辛味、苦味、甘味

[スピリット]
強化

料理にも生薬にも使われる
ジンジャー

スパイス spice

日本では古くから薬味などとして料理に使われてきたショウガ。中国でも最古の薬物学書『神農本草経』に生薬として登場しており、痰を切り、心臓の強壮に役立つなど、薬効も認められてきました。体がよく温まるので入浴や風邪のケアにも。

こんなときにおすすめ

心　活力をよみがえらせ、感覚を覚ます

刺激的な香りで感覚を研ぎ澄ませ、無気力な状態に活力を与えます。集中力や記憶力の向上にも。

主な作用　精神的な疲労・食欲不振の改善、自己認識の促進

体　風邪の初期症状や二日酔いに

血行を促進する作用があるので、冷え症の改善をはじめ、腰痛や肩こりをやわらげます。関節痛やリウマチにも。

主な作用　代謝の促進、風邪（鼻、のど）・消化不良の改善

注意　香りが強いので、使いすぎに注意。敏感肌の人は低濃度で使用すること。妊娠初期の使用は禁止。

DATA
- 学名／Zingiber officinale
- 科名／ショウガ科
- 抽出部位／根
- 抽出方法／水蒸気蒸留法
- 主な原産地／中国、インドなど
- <主な精油成分>モノテルペン炭化水素類など

[香りの特徴]
ピリッとした刺激があり温かい
ノート：ミドル〜ベース

[アーユルヴェーダ的特徴]
ヴァータ、カパを減らしピッタを増やす

[温・冷、乾・湿の分類]
温性

[味]
辛味、甘味

[スピリット]
達成

フローラルな中にさわやかなアクセント

ゼラニウム

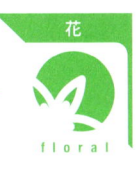

花 / floral

　繁殖力が強く育てやすく、色が美しいため、ゼラニウムはさまざまな国で窓辺に飾る習慣があります。虫よけの効果があるといわれ、古くは悪霊を追い払うともいわれました。

　ゼラニウムの精油は、ミントのような爽快感とバラの花のような甘さを強く野性的にしたような香りが特徴。成分としてもローズと共通している部分があり、よく似た効果を発揮します。気分をリラックスさせて、満足感や情緒豊かな人生に導く手助けをしてくれます。女性特有の症状によく作用するといわれ、スキンケアにも使われます。

DATA

- 学名／Pelargonium graveole(n)s odoratissimum
- 科名／フウロソウ科
- 抽出部位／葉
- 抽出方法／水蒸気蒸留法
- 主な原産地／エジプト

＜主な精油成分＞
モノテルペンアルコール類、エステル類、ケトン類、セスキテルペン炭化水素類など

こんなときにおすすめ

心　情緒を安定させ、集中力を高める

副腎や視床下部に働きかけて自律神経のバランスを調整し、ストレスを軽減します。集中力を増し、自分の力を信じることができます。特に更年期障害がひどいときなど、精神のバランスがとれなくなっているときに効果を発揮。月経前のイライラも解消します。

主な作用　情緒不安定・抑うつの緩和、欲求不満やイライラの解消

体　月経の悩みに。むくみや肥満の予防にも

植物性のエストロゲンがあるといわれ、副腎や視床下部への作用により、ホルモンの分泌が調整されるので、月経の悩みを緩和。また、利尿作用があり、むくみや肥満の予防ができます。乾燥肌も脂性肌も整えて肌に潤いを与えてくれ、アンチエイジングに役立ちます。

主な作用　ホルモン分泌の乱れ・月経トラブル・むくみ・肌代謝の改善、リンパの滞留の解消

注意　妊娠中の使用は避けること。まれに刺激を感じることがあるので、敏感肌の人も注意を。

[香りの特徴]
バラのような甘く強い香り
野性味と清涼感もある
ノート：ミドル

[アーユルヴェーダ的特徴]
ピッタ、カパを減らしヴァータは変化なし

[温・冷、乾・湿の分類]
冷性、湿性

[味]
甘味

[スピリット]
安心

万能薬として使われるフレッシュな香り

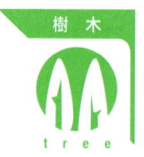

ティートリー

樹木 tree

　ティートリーは、湖沼などに育つ常緑樹。生命力の強い木で、切り倒しても数年でまた伐採できるようになるほど成長します。

　その名はキャプテン・クックがオーストラリアを訪れた時、先住民であるアボリジニの人達がこの木の葉でお茶を入れたことに由来しています。彼らは風邪やせき、頭痛への薬効を知っていました。古くから傷や感染症の万能薬として利用され、花粉症の症状をやわらげるためにも使われます。消臭効果もあるので、ルームフレグランスにも適しています。

DATA

- 学名／*Melaleuca alternifolia*
- 科名／フトモモ科
- 抽出部位／葉
- 抽出方法／水蒸気蒸留法
- 主な原産地／オーストラリアなど

＜主な精油成分＞
モノテルペン炭化水素類、モノテルペンアルコール類、オキシド類など

こんなときにおすすめ

心　気持ちの停滞をリフレッシュしたいときに

落ち込んでいるときや、ショックを受けたとき、煮詰まってしまって物事を冷静に考えられないときなどに、気持ちを冷静に保ち、意志をはっきりさせる作用があります。気分を変えてリフレッシュさせてくれ、集中力や記憶力を高めたいときにも役立ちます。

効能（主な作用） ショック・精神的なダメージからの立ち直り

体　花粉症や風邪などの予防に作用が

花粉症や風邪の症状などによいとされます。強い抗ウイルス作用と免疫賦活作用があり、白血球を活性化し、呼吸器のトラブルにも働きかけます。優れた殺菌効果でニキビや傷、水虫などの症状に作用するといわれます。炎症を起こした日焼けのケアにも使われます。

効能（主な作用） 免疫力の低下・風邪・筋肉痛の改善、水虫・ふけの予防

注意 肌への刺激や毒性がほとんどないのが特徴だが、敏感肌の人はまれに反応するため使用に注意が必要。妊娠初期の使用は避ける。

[香りの特徴]
ユーカリに似る
鋭さとフレッシュさ
ノート：ミドル～トップ

[アーユルヴェーダ的特徴]
ヴァータ、ピッタ、カパのバランスをとる

[温・冷、乾・湿の分類]
冷性、乾性

[味]
苦味、辛味、甘味

[スピリット]
強さ

ニアウリ（ニアウリ・シネオール）

リフレッシュや
殺菌・消毒作用も

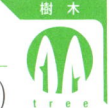

樹木 tree

```
DATA
□ 学名／Melaleuca viridiflora (quinquenervia)
□ 科名／フトモモ科
□ 抽出部位／葉、枝
□ 抽出方法／水蒸気蒸留法
□ 主な原産地／マダガスカルなど
＜主な精油成分＞オキシド類、モノテルペン炭化水素類、モノテルペンアルコール類、セスキテルペンアルコール類など
```

　ニアウリはユーカリと同じくフトモモ科。ニューカレドニアでは古くから万能薬として、風邪や傷などの手当てに利用されてきました。その精油は、若いニアウリの葉や枝を蒸留して抽出されるもので、色はやや黄色味がかっています。

こんなときにおすすめ

心 落ち込んでいるときの気分転換に

意識をはっきりさせるような刺激作用があるので、心に元気を与え、リフレッシュさせてくれます。頭もクリアに。

主な作用　集中力アップ、リフレッシュ

体 免疫力を強化し、風邪や咳にも作用する

抗ウイルス作用、殺菌作用に優れ、呼吸器のトラブルに優れた効果を発揮します。特に湿った咳に有効です。

主な作用　免疫力の低下・呼吸器系疾患（喘息、喉、鼻、肺炎）の改善

注意 皮膚刺激を感じることがあるので、敏感肌の人は注意すること。妊娠中の使用は避ける。

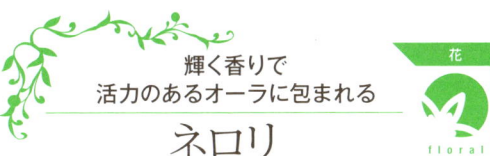

[香りの特徴]
クリアでやや甘い
ノート：トップ〜ミドル

[アーユルヴェーダ的特徴]
ピッタ、カパを減らしヴァータは変化なし

[温・冷、乾・湿の分類]
冷性、湿性

[味]
苦味、甘味

[スピリット]
夢の実現

ネロリ

輝く香りで
活力のあるオーラに包まれる

花 floral

```
DATA
□ 学名／Citrus aurantium
□ 科名／ミカン科
□ 抽出部位／花
□ 抽出方法／水蒸気蒸留法
□ 主な原産地／モロッコ、チュニジアなど
＜主な精油成分＞モノテルペンアルコール類、モノテルペン炭化水素類、エステル類、セスキテルペンアルコール類など
```

　オレンジ・ビターの白い花から採れる精油。さわやかでありながらかぐわしく、イタリアのネロラ公国の王妃アンナ・マリアが愛用したことから名前がついたといわれています。手袋、スカーフなどによく使われます。純粋性と処女性の象徴とされ花嫁の髪飾りに使われてきました。

こんなときにおすすめ

心 不安やストレスをやわらげ、安定させる

セロトニンの分泌を促す作用があり、心地よいリラックス効果が。ストレスから心を解放し、安眠へと誘います。

主な作用　抑うつ・ショック・ヒステリー・不眠の解消

体 ストレスによる消化器系のトラブルに

自律神経のバランスをとる働きがあり、ストレスによる発汗や吐き気、食欲不振などを改善します。

主な作用　月経トラブル・更年期・しわ・妊娠線の改善

注意 香りが強いので、少量ずつ使用のこと。車の運転や勉強、仕事の前など、集中したいときには使用を避けること。

[香りの特徴]
甘くほろ苦い花の香り
ノート：ベース〜ミドル

[アーユルヴェーダ的特徴]
ピッタ、カパを減らしヴァータを増やす

[温・冷、乾・湿の分類]
冷性、乾性

[味]
甘味、苦味

[スピリット]
安心

料理でもおなじみのスパイシーな香り
バジル（バジル・リナロール）

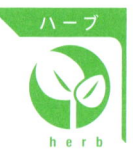

ハーブ

バジルの名は「王の」という意味のギリシャ語「バシリコス」からきています。バジルの香りを尊重して名づけられたのでしょう。バジルのハーブは古くから料理や薬用に使われ、16世紀にはすでに精油が生産されていました。

インドではトゥルシー、ホーリーバジルがよく使われます。種を水に浸して目のごみをとるのに利用していました。脳をクリアにし、精神疲労をやわらげ、強壮作用もあります。

軽い香りの中に重厚感もあり、複合的な香りが特徴です。頭をすっきりとさせて集中力を高めてくれそうです。

DATA

- 学名／*Ocimum basilicum*
- 科名／シソ科
- 抽出部位／葉、花
- 抽出方法／水蒸気蒸留法
- 主な原産地／エジプト、フランスなど

＜主な精油成分＞
モノテルペンアルコール類、フェノール類、セスキテルペン炭化水素類、オキシド類、モノテルペン炭化水素類、セスキテルペンアルコール類、エステル類など

こんなときにおすすめ

心　多忙で疲れ切った心のリフレッシュに

下垂体や副腎を刺激し、自律神経を調整する作用があります。疲労感をほぐして気持ちを明るく鋭敏にしてくれるので、仕事の残業や学習の継続などにも役立ちます。抗うつ作用や壮壮作用もあるので、ストレスや不安で疲れた心を癒し、集中力も高まります。

主な作用　抑うつ・神経衰弱・無力感の改善、試験のための度胸をつける

体　ストレス性の胃けいれんや頭痛、月経痛に

ヴァータ的なあわただしさを軽減する働きがあります。強い鎮痙作用・消化促進作用・鎮痛作用で、ストレス性の胃痙攣や頭痛の解消に効果を発揮。食欲不振の改善にも有効です。月経不順や少量月経を改善。ニキビや虫刺され後のケアにも役立ちます。

主な作用　頭痛・消化不良・吐き気・しゃっくり・呼吸器系疾患・痛風・ニキビ・虫刺されの改善

注意　作用が強いので少量で短期間の使用に限る。妊娠中は使用しない。乳幼児や敏感肌の人には注意が必要。

[香りの特徴]
スパイシーな温かさ
かすかな酸味

ノート：ベース

[アーユルヴェーダ的特徴]
ヴァータ、カパを減らしピッタを増やす

[温・冷、乾・湿の分類]
温性

[味]
辛味、甘味

[スピリット]
守護

エキゾチック / exotic

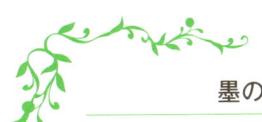

墨のような香りが不安をやわらげる

パチュリー

大きな葉を持つアジア熱帯地方原産のシソ科の植物。1mほどの草丈の先端に薄紫色の房のような花を咲かせます。古くから薬草として利用され、マレーシアでは虫刺されに、インドでは防虫剤に用いられました。

この名は、ヒンドゥ語のpacholiに由来しショールの香りづけに使われていました。催淫作用があり、寝室の香りとしてもよく使われます。時間とともに成熟し、質が向上する珍しい精油で、墨汁のような香りが特徴。コクと甘味のある香りは好き嫌いが分かれますが、好きな人は繰り返し使いたくなる香りのようです。

DATA

- 学名／Potostemon cablin
- 科名／シソ科
- 抽出部位／葉
- 抽出方法／水蒸気蒸留法
- 主な原産地／インドネシア、インドなど

＜主な精油成分＞
セスキテルペン炭化水素類、セスキテルペンアルコール類など

こんなときにおすすめ

心　不安をやわらげ情緒を安定させる

鎮静作用と催淫作用があるので、緊張や不安をやわらげて、穏やかな気持ちへと導きます。情緒が安定するので、直面している問題に対して、あわてずに客観的な判断を下すことができるようサポートします。あのマドンナが好む香りとしても知られています。

主な作用　無気力・抑うつ・優柔不断・ストレスの緩和

体　ストレスによる過食、むくみや冷えに

ストレスをやわらげ、食欲を抑制する作用もあります。セルライトの解消にも役立ち、女性の強い味方です。血行が良くなるので、冷え性やむくみ、月経痛を改善するのにも有効です。たるんだ肌を引き締めて、肌を若々しく保つアンチエイジングの作用も期待できます。

主な作用　セルライト・たるんだ皮膚の引き締め、あかぎれの改善

注意　妊娠中は使用を避ける。粘度が高く、水に分散しにくい。

[香りの特徴]
スパイシーで甘い
土や墨のような香り
ノート：ベース

[アーユルヴェーダ的特徴]
ヴァータ、ピッタを減らしカパを増やす

[温・冷、乾・湿の分類]
温性

[味]
甘味、苦味

[スピリット]
現実とつながる

世界中で薬としても古くから使われた
フェンネル

ハーブ *herb*

DATA
- 学名／*Foeniculum vulgare*
- 科名／セリ科
- 抽出部位／種子
- 抽出方法／水蒸気蒸留法
- 主な原産地／スペイン
- <主な精油成分>フェノール類、モノテルペン炭化水素類、フェケトン類など

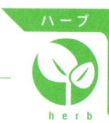

栽培の歴史が最も古い植物の一つで、古代エジプトやギリシャでも健胃作用や解毒作用が認められていました。中世ヨーロッパでは魔女のまじないや悪霊払いに用いられていました。日本ではウイキョウと呼ばれ、体を温めて消化器の調子を整える漢方薬としても使用されます。

[香りの特徴]
フローラルな甘さ
ノート：ミドル

[アーユルヴェーダ的特徴]
ヴァータ、ピッタ、カパをバランスする

[温・冷、乾・湿の分類]
乾性、温性

[味]
甘味、辛味

[スピリット]
伝達

こんなときにおすすめ

心 怒りやイライラを鎮めたいときに
緊張やストレスを緩和して、怒りなどの感情を鎮めたり、張りつめた神経をほぐして心を安定させる効果あり。
主な作用　過剰な食欲抑制、勇気を与える

体 消化不良、セルライトの予防や解消
消化を促す作用で、食べすぎや飲みすぎに。利尿作用や緩下作用でデトックスを期待でき、むくみやセルライトに有効。
主な作用　便秘・二日酔い・月経トラブル・更年期障害の緩和

注意 長期間、妊娠中の人やてんかんの人、子どもの使用は禁止。皮膚や粘膜を刺激することもある。多量の使用は控える。

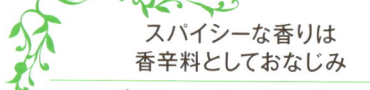

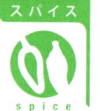

スパイシーな香りは香辛料としておなじみ
ブラックペパー

スパイス *spice*

DATA
- 学名／*Piper nigrum*
- 科名／コショウ科
- 抽出部位／果実
- 抽出方法／水蒸気蒸留法
- 主な原産地／インドネシア
- <主な精油成分>モノテルペン炭化水素類、セスキテルペン炭化水素類など

香辛料として広く知られているペパー（コショウ）。熱帯地方に生育するツル性の多年生植物で、未熟な実を乾燥させたものがブラックペパーで、完熟後に収穫して外皮をむいたものがホワイトペパーです。インドや中国では昔から泌尿器疾患や肝臓病の治療に使われました。

[香りの特徴]
シャープでスパイシー
ノート：ミドル

[アーユルヴェーダ的特徴]
ヴァータ、カパを減らしピッタを増やす

[温・冷、乾・湿の分類]
温性、湿性

[味]
辛味、苦味

[スピリット]
鼓舞

こんなときにおすすめ

心 無関心、無感動になっているときに
刺激的な香りが活力を与え、また体が温まることで心が穏やかになります。無関心、無感動になっているときに。
主な作用　精神的な疲労・悲しみ・無感情・孤独感の軽減

体 冷え性や肩こりを解消。打ち身の治りに
末梢の血管を広げて血流を増やし、局所的に温める作用があります。冷え性の改善に効果を発揮し、しもやけにも◎。
主な作用　利尿、発汗、筋肉痛・肥満の改善、血管拡張

注意 皮膚刺激や腎臓への刺激があるので、使用量に注意し、妊娠初期は使用を避ける。

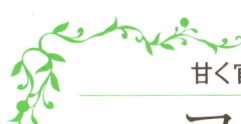

甘く官能的な香りで、気分を高揚させる

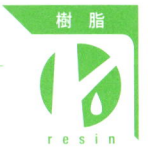

フランキンセンス
（乳香・オリバナム）

樹脂 / resin

幹に傷をつけると乳白色の樹脂がにじみ出ることから、「乳香」とも呼ばれています。このとろりとした液体が固まって琥珀色の固体になったものから、精油が抽出されます。

新約聖書にも登場し、イエス誕生の際に東方の三賢人が黄金と一緒に献上したとされています。

古代エジプトでは、キーフィというお香の原料に使い、若返りパックにも使用されていました。現在でも美肌を促す精油や香水の保留剤としてよく使われます。静かな環境と心のおしゃべりをしずめる助けになります。

DATA

- 学名／Boswellia carteri, Boswellia thurifera
- 科名／カンラン科
- 抽出部位／樹脂
- 抽出方法／水蒸気蒸留法
- 主な原産地／ソマリア、エチオピアなど

＜主な精油成分＞
モノテルペン炭化水素類、モノテルペンアルコール類、オキシド類、ケトン類、エステル類など

こんなときにおすすめ

心　心の傷や強迫観念から解放されたいときに

感情を落ち着かせて、ゆっくりと呼吸をすることができるので、緊張や不安、強迫観念などをやわらげたり、心の傷を癒やしたりする効果があります。鎮静作用もあり、気持ちを落ち着かせます。パニックになったときにも、精神的な中心点を見つけ安定させてくれます。

主な作用　不安・恐れ・悲嘆・パニック・エネルギーの消耗の抑止

体　呼吸器のトラブルや手荒れ傷の改善に

深くゆっくりとした呼吸を促す作用があり、のどの粘膜の鎮静、花風邪の症状緩和など、風邪の季節には有効な精油。免疫力を高める効果も期待できます。収斂作用などにより、肌を引き締め、しみやしわ、たるみの防止も。また、傷ついた皮膚の回復も早めます。

主な作用　呼吸器系疾患（せき・鼻・のど）の緩和、月経過多・出産時の苦痛緩和、しみ・しわ防止

注意　妊娠初期の使用は避ける。

[香りの特徴]
かすかなさわやかさ
澄んだ香り
ノート：ベース

[アーユルヴェーダ的特徴]
カパ、ヴァータを減らしピッタを増やす

[温・冷・乾・湿の分類]
温性、乾性

[味]
苦味、辛味、渋味、甘味

[スピリット]
飛翔

エキゾチック / exotic

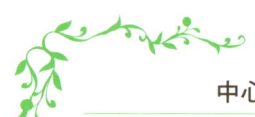

中心軸のぶれを正も安定をもたらす
ベチバー

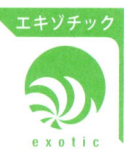

　ベチバーは熱帯地域に育つ草丈2mの多年草。現在では世界各地で広く栽培されています。広く根を張る植物で、根から精油をとります。防虫効果があることで古くから知られており、この植物の根を粉にしてサシェに入れ、織物の防虫剤として使用していました。インドでは、根と精油をのどの乾きや熱射病、熱、頭痛に使用してきました。粘度が高く、ほかの香りとなじみやすいため、香水の保留剤としてもよく用いられています。年月とともに質がよくなる、数少ない精油のひとつ。鎮静作用のほか催淫作用もあるといわれます。

DATA

- 学名／*Vetiveria zizanoides*
- 科名／イネ科
- 抽出部位／根
- 抽出方法／水蒸気蒸留法
- 主な原産地／インド、インドネシアなど

＜主な精油成分＞
セスキテルペン アルコール類など

こんなときにおすすめ

心　高ぶった神経をしずめ、穏やかになる

「安静の油」とも呼ばれ、心を落ち着かせてくれる香りです。鎮静効果があり、環境が変わった時や人前で発表したりするときなど、ストレスや緊張にさらされている場合、情緒が安定しない場合にも作用します。ストレス性のめまいや不眠の解消にも有効です。

主な作用　抗うつ・鎮静・催淫

体　ストレス性疲労や胃腸炎の症状を緩和

ストレスや疲労で免疫力が低下しているとき、胃腸の働きが弱まっているとき、また貧血のときにも効果を発揮。痛みの症状改善などにも有効。揮発スピードが遅く、穏やかに長く香りが続きます。抗炎症作用により、ニキビや肌荒れなどの症状もやわらぎます。

主な作用　抗ウイルス・抗炎症・細胞成長促進、殺菌、消毒、免疫賦活

注意　妊娠初期や乳幼児への使用は避ける。

［香りの特徴］
スモーキーな土の香り
甘さと重厚さ
ノート：ベース

［アーユルヴェーダ的特徴］
ヴァータを減らしカパ、ピッタを増やす

［温・冷、乾・湿の分類］
温性

［味］
甘味

［スピリット］
滋養

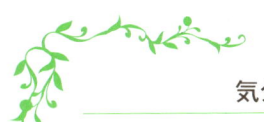

気分を爽快にし精神を回復する
ペパーミント

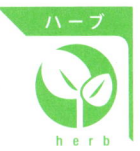

ハーブ / herb

　ペパーミントは、歯磨き粉、お菓子、酒、煙草などの香りづけにと、古くから利用されてきました。ミントの葉は、サラダやデザートに添えられ、味と香りを引き立てます。スペアミントとウォーターミントの交配種で、湿気のある気候を好む多年草です。古代ローマ人はこの植物の解毒作用を信じており、宴会の際にはペパーミントで編んだ冠をかぶっていたといわれています。強いメントールのクールな香りは、眠気を覚まします。

　辛味を刺激する性質は、体を温め、最終的に冷やし気分を爽快にさせます。

DATA

- 学名／*Mentha piperita*
- 科名／シソ科
- 抽出部位／全草
- 抽出方法／水蒸気蒸留法
- 主な原産地／アメリカ、フランス、イギリスなど

＜主な精油成分＞
モノテルペンアルコール類、ケトン類、モノテルペン炭化水素類、エステル類、オキシド類など

こんなときにおすすめ

心　眠気を覚まし、仕事や勉強に専念できる

脳に刺激を与えるので、眠気を覚まして頭をすっきりさせ、集中力を高める効果があります。神経を冷却する性質もあるので、怒っているときやヒステリーを起こしたときなど、精神が高ぶっているときにも効果を発揮。睡魔と闘いながら頑張るときの強い味方です。

主な作用　怒り・注意力散漫・ヒステリー・眠気の改善

体　乗り物酔いや二日酔い、頭痛の症状緩和

吐き気を緩和して胃腸の調子を整える効果があるので、乗り物酔いや二日酔いなどに効果が。頭痛などの症状緩和にも有効です。深く吸い込むことで鼻づまりを解消する働きがあるので、花粉症や風邪のときにも。日焼け後のケア、虫刺され後のケアにも効果があります。

主な作用　頭痛・偏頭痛・吐き気・胃痛の緩和、筋肉痛・打撲の緩和、虫刺され後のケア、花粉症・風邪の改善

注意　皮膚刺激があるので、濃度に注意し、多量の使用を避けること。妊娠・授乳中の人や、乳幼児への使用は避ける。

[香りの特徴]
清涼感あふれる
ハッカの香り

ノート：ミドル〜トップ

[アーユルヴェーダ的特徴]
ピッタ、カパを減らしヴァータは変化なし

[温・冷・乾・湿の分類]
冷性、湿性

[味]
辛味

[スピリット]
予知予見

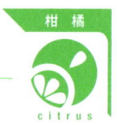

ベルガモット
気持ちをしずめ明るい気分に　〈柑橘〉

ベルガモットの名はイタリアの小さな都市名が由来です。フローラルな柑橘系の香りです。万人にうける香りとも言えます。紅茶のアールグレイの香りづけに使われている。オーデコロンの材料にも使われます。

こんなときにおすすめ

心　憂うつな気持ちを晴らしたいときに
気分を高揚させる一方で、同時にベルガモットには、心をゆったりと落ち着けてくれる働きも。
主な作用　不安・抑うつ・不眠・食欲不振の改善

体　消化器系の不調を改善、脂性肌のケアにも
消化促進作用、駆風作用、鎮痙作用などがあり、下痢や便秘を含め、消化器系の多くの不調を緩和。
主な作用　消化不良・鼓脹・呼吸器の感染症・脂性肌の解消

注意　光毒性が特に強いので、皮膚につけた場合は、日光や紫外線を12時間は避けること。高濃度での使用は避ける。

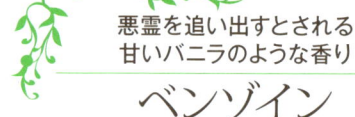

DATA
- 学名／*Citrus bergamia*
- 科名／ミカン科
- 抽出部位／果皮
- 抽出方法／圧搾法
- 主な原産地／イタリア、チュニジアなど
- <主な精油成分>モノテルペン炭化水素類、エステル類、モノテルペンアルコール類など

[香りの特徴]
甘さと苦味のある柑橘系の香り
ノート：トップ

[アーユルヴェーダ的特徴]
ヴァータ、カパを減らしピッタを増やす

[温・冷、乾・湿の分類]
温性、乾性

[味]
甘味、酸味、渋味

[スピリット]
高揚

ベンゾイン
悪霊を追い出すとされる甘いバニラのような香り　〈樹脂〉

乳香と同様、何千年もの間薫香として使われ、悪霊を追い出すともいわれてきました。別名は安息香で、その名のとおり、呼吸を楽にしたり、不安を取り除いたりする作用があります。独特な甘いバニラのような香りで、高いリラックス効果が知られています。

こんなときにおすすめ

心　大きな悲しみから救ってくれる
安息香の和名のとおり、緊張や不安をほぐし、イライラを鎮静させて、悲しみに温もりと安らぎを与えてくれる。
主な作用　抑うつ・不眠・不安・悲嘆・神経過敏の緩和

体　のどのトラブルとあかぎれやしもやけに
抗炎症作用や去痰作用があり、風邪や気管支炎など呼吸器の症状を緩和。あかぎれやしもやけ、ひびわれなどにも。
主な作用　抗炎症・カタル・デオドラント・癒傷・利尿

注意　香りが強いので、少量ずつ使用すること。妊娠初期は使用を避ける。粘性が高く、低温では固まってしまうので保管に注意。

DATA
- 学名／*Styrax benzoin* (スマトラ)、*Styrax tonkinensis* (シャム)
- 科名／エゴノキ科
- 抽出部位／樹脂
- 抽出方法／揮発性有機溶剤抽出法
- 主な原産地／インドネシア、ラオス、タイなど
- <主な精油成分>エステル類、アルデヒド類など

[香りの特徴]
バニラのような甘さと濃厚さ
ノート：ベース

[アーユルヴェーダ的特徴]
ヴァータ、ピッタ、カパのバランスをとる

[温・冷、乾・湿の分類]
温性、湿性

[味]
甘味、苦味、辛味

[スピリット]
安定

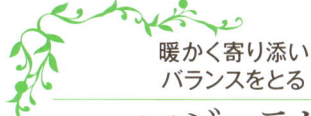

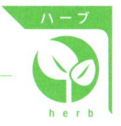

暖かく寄り添い バランスをとる
マジョラム
ハーブ herb

古代ギリシャ・ローマでは薬草として重宝されていたマジョラム。性欲をしずめる作用があるといわれ、かつては修道院などで使われていました。料理にもよく使われるほか、アロマバスで使えば、ゆったりとリラックスできると同時に、男性にも好まれる香りとして知られます。

こんなときにおすすめ

心　自律神経をバランスし、安定した気持ちに
副交感神経に働きかけるため、不眠や食欲不振などに効果が期待できます。自律神経のバランスも整えてくれる。
主な作用　不眠・不安・うつ・行動過剰・イライラの緩和

体　冷えやむくみ、痛みにもよく作用する
体を温め、血行をよくする作用があるので、冷えやむくみを改善します。鎮痛作用があるので、筋肉痛や月経痛にも。
主な作用　筋肉痛・関節炎・月経トラブル・消化不良・便秘の解消

注意　妊娠初期は使用を避ける。長時間使用すると眠気を起こすため、車の運転など集中したいときには控える。

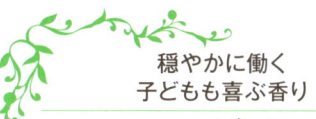

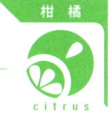

DATA
- 学名／*Origanum ma(r)j(y)orana*
- 科名／シソ科
- 抽出部位／全草
- 抽出方法／水蒸気蒸留法
- 主な原産地／スペイン、エジプト、フランスなど
- <主な精油成分>モノテルペン炭化水素類、モノテルペンアルコール類、エステル類、フェノール類、ケトン類など

[香りの特徴]
スパイシーさと温かさ
ノート：ミドル

[アーユルヴェーダ的特徴]
カパ、ヴァータを減らしピッタを増やす

[温・冷、乾・湿の分類]
温性、乾性

[味]
甘味、苦味

[スピリット]
思いやり

穏やかに働く 子どもも喜ぶ香り
マンダリン
柑橘 citrus

マンダリンは柑橘系の中でも、デリケートで花のような香りも感じさせてくれる精油として知られます。マンダリン自体は温州みかんの仲間で、果皮を乾燥させたものは「陳皮」といい、中国では漢方薬や料理の香りづけに日常的に使われます。

こんなときにおすすめ

心　明るく元気になりたいときに
交感神経を鎮静する作用があるといわれており、高ぶった気持ちや精神疲労をやわらげ、沈んだ気持ちを明るく元気に。
主な作用　不安・うつ・食欲不振の鎮静、抗痙攣

体　ストレスによる食欲不振に
ストレス性の胃炎や胃潰瘍、消化不良などに効果を発揮し、食欲不振を緩和します。また、肌をなめらかにする作用が。
主な作用　鼓脹・消化器系疾患の緩和、セルライトの解消

注意　光毒性は弱いが、高濃度での使用を避け、肌につけた後は、紫外線や日光を避ける。

DATA
- 学名／*Citrus novilis*（*reticulata*）
- 科名／ミカン科
- 抽出部位／果皮
- 抽出方法／圧搾法
- 主な原産地／ブラジル、イタリア、スペインなど
- <主な精油成分>モノテルペン炭化水素類など

[香りの特徴]
柑橘系かつ甘くフローラル
ノート：トップ

[アーユルヴェーダ的特徴]
ピッタ、カパを減らしヴァータを増やす（多量に使った場合）

[温・冷、乾・湿の分類]
冷性、乾性

[味]
甘味、酸味、苦味

[スピリット]
感謝、明るさ

メリッサ（レモンバーム）

蜂が好むとされる
フレッシュな甘さが特徴

柑橘 citrus

メリッサは柑橘系の香りがするシソ科の植物で、古くから万能薬として知られています。

レモンバームの別名のほうがポピュラーかもしれません。精油にするためには大量の原料が必要で、100％純粋のメリッサオイルは非常に貴重です。

こんなときにおすすめ

心 ショックで混乱した心を元気に

中東では強心剤として使用され、鎮静作用、抗うつ作用もあり、感情が乱れているときに心を落ち着かせてくれます。

主な作用　神経の緊張・ショック・不眠・悲嘆の緩和

体 血圧や心拍を下げ、胃痛や吐き気も緩和

心臓を刺激して活発にする作用が有ると言われ、血圧降下にも役立ち、ストレス性の胃炎や吐き気、胃痛にも。

主な作用　高血圧・偏頭痛・生理痛・消化不良・吐き気の緩和

注意　光毒性のため皮膚や粘膜を刺激することがある。妊娠中の人、乳幼児への使用は避ける。

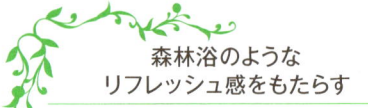

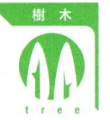

DATA
- 学名／*Melissa officinalis*
- 科名／シソ科
- 抽出部位／花、葉
- 抽出方法／水蒸気蒸留法
- 主な原産地／フランス

＜主な精油成分＞アルデヒド類、モノテルペン炭化水素類、モノテルペンアルコール類、エステル類、オキシド類、ケトン類など

[香りの特徴]
フレッシュで繊細な香り
ノート：ミドル

[アーユルヴェーダ的特徴]
カパ、ピッタを減らしヴァータは変化なし

[温・冷、乾・湿の分類]
冷性、湿性

[味]
辛味

[スピリット]
深層の心、純真

ユーカリ

森林浴のような
リフレッシュ感をもたらす

樹木 tree

コアラの木としてもよく知られるユーカリ。その作用はとても広範で、利用法だけで一冊の本が書けるほどです。700以上と品種の多さでも知られますが、成分はどれも似ています。特に粘膜への効果に注目され、花粉症緩和用のあめなど、市販品の成分に使われることも。

こんなときにおすすめ

心 情緒を安定させ、明るく元気に

精神的にふさいでいるとき、前にすすめない気持ちのときに活力を与えてくれ、晴れやかにしてくれます。

主な作用　記憶力・集中力アップ

体 花粉症の強い味方に。風邪にも効果が

鼻やのどの症状に特に有効といわれ、花粉症の季節に役立ち、免疫力を強化する力もあるので、風邪の初期にも。

主な作用　花粉症やのどの痛み・風邪の緩和、血液浄化、発汗

注意　皮膚刺激があるので、敏感肌の人は注意

DATA
- 学名／*Eucalyptus globulus, Eucalyptus citriodora, etc.*
- 科名／フトモモ科
- 抽出部位／葉
- 抽出方法／水蒸気蒸留法
- 主な原産地／オーストラリア

＜主な精油成分＞オキシド類、モノテルペン炭化水素類、モノテルペンアルコール類など

[香りの特徴]
シャープでクリア、薬のよう
ノート：トップ

[アーユルヴェーダ的特徴]
ヴァータ、ピッタ、カパのバランスをとる

[温・冷、乾・湿の分類]
温性、湿性

[味]
辛味

[スピリット]
浄化

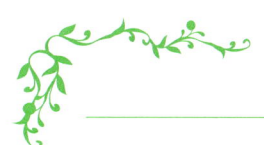

もっとも知られている
リラックスの代名詞

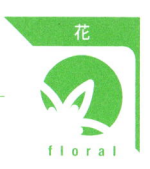

ラベンダー

花 / floral

フランスが原産で山地に生育するハーブ。日本でも北海道の富良野地区の広大なラベンダー畑が有名です。語源はラテン語の「洗う」という意味に由来し、私達の体や心を清めます。

精油はリラックス効果が高く、安眠効果があることでも有名です。作用が穏やかで、子どもにも使えます。また、167の薬効があるとされており、アーユルヴェーダでは万能薬として重宝されています。一方、ヨーロッパでもその効果は古くから知られており、ラベンダーの入ったサシェを使い、衣装の虫よけとして利用していました。

DATA

- 学名／*Lavandula officinalis*
- 科名／シソ科
- 抽出部位／花、葉
- 抽出方法／水蒸気蒸留法
- 主な原産地／フランス

＜主な精油成分＞
エステル類、モノテルペンアルコール類、モノテルペン炭化水素類、ケトン類など

こんなときにおすすめ

心 リラックスしたいときや安眠したいときに

鎮静作用や自律神経のバランスを整える作用があり、心の疲れを癒して、深くリラックスさせてくれます。また、脳内物質のセロトニンの分泌を促すことにより、睡眠ホルモンのメラトニンの分泌も促進されるため、不眠の解消に役立つこともよく知られています。

主な作用　神経の緊張・不眠・躁うつ・イライラの解消、パニックの鎮静

体 鎮痛剤や虫よけ、虫刺され緩和、皮膚炎に

痛みや痙攣をしずめ、免疫力を高める働きがあり、頭痛や筋肉痛、胃痛、月経痛などの症状の緩和に。免疫力を強める働きもあり、感染症の予防にも役立ちます。抗炎症作用や殺菌・消毒作用などにより、傷の治りを早め、虫刺されや手荒れなどにも作用します。

主な作用　頭痛・筋肉痛・胃痛・月経痛の緩和、血圧降下、やけどや傷の手当、湿しんや皮膚炎緩和

注意 妊娠初期は使用を避けること。低血圧の人は催眠作用が働きすぎることがあるので、車の運転など、集中力を要する作業の前は使用しないよう注意を。

[香りの特徴]
さわやかさと花の甘い香り
ノート：ミドル

[アーユルヴェーダ的特徴]
ピッタ、カパを減らしヴァータは変化なし

[温・冷、乾・湿の分類]
冷性、乾性

[味]
甘味

[スピリット]
やわらぎ

柑橘

みずみずしくさわやかなおなじみの酸味

レモン

レモンの木はインド原産でその後ギリシャ、ヨーロッパに伝播されたとされています。中毒や感染症に効く万能薬として広まりました。中国では紀元前10世紀にはすでに栽培されていたそうです。

フレッシュな香りには心地よいデオドラント効果があるので、ルームスプレーとして使うと快適です。また、アロマランプで香らせる方法にも適しています。リフレッシュの効果も高く、気分をすっきりさせてくれます。

果実にはビタミンCが豊富に含まれていますが、精油には含まれていません。

DATA

- 学名／*Citr(o)us limon(um)*
- 科名／ミカン科
- 抽出部位／果皮
- 抽出方法／圧搾法
- 主な原産地／ブラジル、アメリカなど

<主な精油成分>
モノテルペン炭化水素類、モノテルペンアルコール類、アルデヒド類など

こんなときにおすすめ

心 気持ちも頭脳もリフレッシュ

頭をすっきりとさえさせ、冷静な判断力を発揮。脳を刺激して、集中力や記憶力を高めるため、大事な仕事や勉強のときにも役立ちます。寝起きですっきりしない頭を冴えさせたいときにもおすすめ。心身をシャキッとさせ、積極性を高めてくれる働きもあります。

主な作用　怒り・ストレス・動揺・記憶力低下の抑止

体 消化不良や便秘、風邪の予防にも

免疫系を刺激し、血液を浄化してくれます。胃をすっきりさせてくれる作用もあり、特に脂っこい食事をした後の胸やけ、消化不良や二日酔いの症状緩和にも役立ちます。冷え症やむくみ、肥満を予防・改善のほか、皮膚のタコやイボなどの除去にも使われます。

主な作用　免疫力の低下・風邪（のど、咳）・セルライト・静脈瘤・タコやイボの改善

注意 光毒性があるので、肌につけたら日光や紫外線を避ける。皮膚を刺激することがあるので、敏感肌には低濃度での使用を。

[香りの特徴]
軽さとさわやかさ
フレッシュで刺激的な酸味
ノート：トップ

[アーユルヴェーダ的特徴]
ヴァータ、ピッタ、カパを減らす

[温・冷、乾・湿の分類]
温性、乾性

[味]
酸味、甘味

[スピリット]
明解、原点

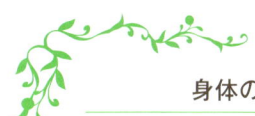

身体のメンテナンスをサポートしてくれる

レモングラス

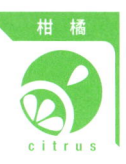

柑橘 citrus

　レモングラスは、成長の速いイネ科の多年草で、インド原産です。タイ料理のトムヤムクンの食材やハーブティーとしてもよく用いられます。インドでは古くから薬草として使われてきた植物で、免疫系やリンパ系、血液、体液の循環にとてもよいとされています。また涼を得る植物としても愛用されてきました。

　レモンと同じフレッシュで強い香り成分を含み、デオドラント効果も高いのが特徴です。部屋の空気を浄化してくれるので、ルームスプレーを作って室内に香らせる方法にも適しています。

DATA

- 学名／*Cymbopogon citratus*（西インド型）
  Cymbopogon flexuosus（東インド型）
- 科名／イネ科
- 抽出部位／全草
- 抽出方法／水蒸気蒸留法
- 主な原産地／ネパール、インドなど

＜主な精油成分＞
アルデヒド類、モノテルペン炭化水素類など

こんなときにおすすめ

心　心の疲れを癒やし、やる気や集中力UP

レモン同様、刺激作用や精神を高揚させる作用により、気持ちを前向きにさせ、活力を与える効果が期待できます。疲れた心を立て直し、やる気を与えます。デオドラント効果が強く、タバコやペットの臭いをやわらげ、さわやかに過ごすこともできます。

主な作用　精神疲労・抑うつ・集中力低下・食べすぎの緩和、過労の改善

体　胃腸炎、冷え症や筋肉痛、肩こりに

消化促進作用があり、胃腸の不調をやわらげます。鎮痛作用や抗炎症作用もあり、筋肉痛などの痛みを和らげるのにも有効です。頭痛、腎炎をやわらげるものとして知られ、甲状腺を刺激するとも言われます。冷え症やむくみ、肩こりにも効果を発揮します。

主な作用　消化不良・頭痛・むくみ・筋肉痛・肩こりの緩和

注意　かなり作用が強く、高濃度で使用すると皮膚刺激を感じることもあるので、使用量に注意。妊娠中や緑内障の人は使用を避ける。

[香りの特徴]
レモンに似たフレッシュさ
草の香りとすっきりした甘さ

ノート：トップ〜ミドル

[アーユルヴェーダ的特徴]
ピッタ、カパを減らしヴァータは変化なし

[温・冷・乾・湿の分類]
冷性、湿性

[味]
辛味、苦味

[スピリット]
集中力

花 / floral

心の中のバラの花園にいざなう
ローズ（ローズオットー）

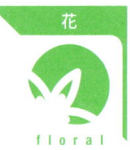

　ブルガリア産のダマスク種の花びらから、水蒸気蒸留法で抽出されるのがローズオットー。1gをとるのに2000個ものバラの花が必要といわれる、非常に高価で無色透明な精油です。

　極めて複雑な成分構成で、わかっているだけで300以上の成分が含まれます。残りは多数の微量成分からなっており、この複合的な組成が高貴な香りをもたらします。

　女性特有の悩みに効果的で、中世ヨーロッパでは若返りの薬といわれていました。甘いバラの香りは、女性の永遠の憧れかもしれません。

DATA

- 学名／*Rosa damasce(n)a*
- 科名／バラ科
- 抽出部位／花
- 抽出方法／水蒸気蒸留法
- 主な原産地／ブルガリア、モロッコ

＜主な精油成分＞
モノテルペンアルコール類、フェノール類など

こんなときにおすすめ

心　傷ついた心を癒やし情緒を安定させ

悲嘆、嫉妬、恨み、落ち込みなどネガティブな感情をゆっくりとやわらげてくれます。人間関係の破綻によるショック、挫折による自信の喪失などの場合にも鎮静作用により、落ち着かせてくれます。女性らしさをこの上なく演出するとともに、高い癒やし効果もあります。

主な作用　抑うつ・悲嘆・神経の緊張・不眠の改善

体　女性特有の悩みや二日酔いにも

女性特有の症状緩和に役立ちます。特に月経周期を整えたり、更年期障害の緩和に力を発揮します。血液を浄化する作用や強肝作用などもあり、花粉症や二日酔いにも有効です。肌細胞の成長を促す働きがあり、シミやしわを目立たなくし、肌の弾力も取り戻します。

主な作用　女性特有のトラブル解消、更年期障害・生理痛・老化肌の緩和

注意　香りや作用が強く、持続性が高いので、高濃度で使用しないこと。妊娠初期は使用を避ける。

[香りの特徴]
**甘みと深みがある
やわらかいバラの香り**
ノート：ミドル〜ベース

[アーユルヴェーダ的特徴]
ヴァータ、ピッタ、カパのバランスをとる

[温・冷、乾・湿の分類]
冷性、湿性

[味]
苦味、辛味、甘味

[スピリット]
愛、献身

166

バラに似た甘さのある ウッディーな香り
ローズウッド
樹木

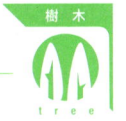

南米アマゾン川流域の熱帯地域に生育するクスノキ科の常緑樹で、香りがバラの花に似ているため、古くから化粧品などの原料として使用されてきました。成長が遅く増殖が容易でないうえ、野生林の伐採のため貴重な植物となり、一時は絶滅するのではないかといわれました。

こんなときにおすすめ

心　疲れた心を落ち着かせ人間関係をスムーズに
中枢神経に働きかけ、心身のバランスをとってくれます。精神的な落ち込みを緩和し、前向きな気持ちに。
主な作用　不安・ストレス・心労・意気消沈の緩和

体　免疫力を高めたいときや頭痛の緩和に
免疫力を高める効果が期待できます。のどの痛みをやわらげ、風邪の症状緩和にも有効。鎮痛作用もあります。
主な作用　免疫力の強化・吐き気を伴う頭痛の緩和、シミの改善

注意　適切に希釈すれば、妊婦や子どもへの使用も可能。

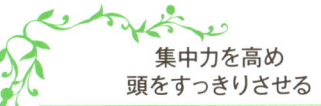

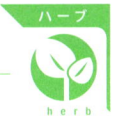

DATA
- 学名／*Aniba rosae(o)dora*
- 科名／クスノキ科
- 抽出部位／木部
- 抽出方法／水蒸気蒸留法
- 主な原産地／ブラジル

＜主な精油成分＞モノテルペンアルコール類、モノテルペン炭化水素類、セスキテルペン炭化水素類など

[香りの特徴]
バラに似た甘さの軽い香り
ノート：ミドル

[アーユルヴェーダ的特徴]
ヴァータ、カパを減らしピッタを増やす

[温・冷、乾・湿の分類]
温性、湿性

[味]
甘味、辛味

[スピリット]
癒し

集中力を高め 頭をすっきりさせる
ローズマリー
ハーブ

ラベンダーと並び、すべての家庭に常備すべきというほど、インドでは万能薬として扱われます。家庭菜園でも育てやすく、繁殖力が強いのが特徴。乾いた葉のような心地よい香りで、料理用、お茶用のハーブとしてもよく知られます。

こんなときにおすすめ

心　やる気がよみがえる香り
心を癒やし、脳にも心地よい刺激を与えるので、勉強や仕事に集中力が必要なときにも最適です。
主な作用　神経系の強壮、抗うつ

体　血液の循環や肝機能のアップに
頭痛や緊張の緩和を促し、頭をすっきりさせてくれます。血液の循環をよくし、肝臓の機能にも働きかけてくれます。
主な作用　風邪・のどの痛みの緩和、リウマチ・抜け毛の改善

注意　妊婦、てんかんの人には使用禁止。

DATA
- 学名／*Rosemarinos officinalis*
- 科名／シソ科
- 抽出部位／葉
- 抽出方法／水蒸気蒸留法
- 主な原産地／スペイン、フランス

＜主な精油成分＞オキシド、モノテルペン炭化水素類、ケトン類など

[香りの特徴]
木と葉のフレッシュさ
ノート：ミドル

[アーユルヴェーダ的特徴]
ヴァータ、ピッタ、カパのバランスをとる

[温・冷、乾・湿の分類]
温性、乾性

[味]
辛味、苦味

[スピリット]
追憶

ベースオイル（キャリアオイル）

精油は刺激が強いので、使用するときは希釈する必要があります。その基材として使うオイルがベースオイルです。「精油成分を体に運ぶもの」という意味で「キャリアオイル」というい方をすることもあります。

アーユルヴェーダのオイルの代名詞

セサミ油

ふさわしいのは　Vata

アーユルヴェーダではマッサージオイルなどにセサミ油を使います。ビタミンEなど抗酸化作用のある成分を多く含み、しっとりとして浸透力があるので、乾燥したヴァータの過剰に最適です。中でも、太白ゴマ油は生ゴマ油で、精製度が高く肌にも優しく、特におすすめです。量販店や食料品店で気軽に買えます。

［香りの特徴］
無臭かややゴマの香り

［おすすめの使用法］
頭皮ケアの際に一円玉ぐらいを手にとる。関節痛の緩和にも向く。

［おすすめの肌質］
乾燥肌（特にヴァータ）

［浸透力］
優れている

［感触］
やや粘性がある

注意　まれに肌質に合わないことがあるので、パッチテストを行う。開封後の保存は4カ月が目安。

DATA
- 学名／Sesamum indicum
- 科名／ゴマ科
- 抽出部位／種子
- 抽出方法／圧搾法
- 主な原産地／日本、インド、中国

敏感肌にも適する、さわやかオイル

グレープシードオイル

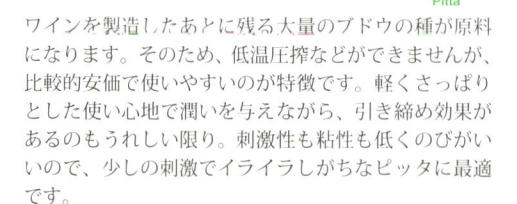

ふさわしいのは　Pitta

ワインを製造したあとに残る大量のブドウの種が原料になります。そのため、低温圧搾などができませんが、比較的安価で使いやすいのが特徴です。軽くさっぱりとした使い心地で潤いを与えながら、引き締め効果があるのもうれしい限り。刺激性も粘性も低くのびがいいので、少しの刺激でイライラしがちなピッタに最適です。

［香りの特徴］
ほぼ無臭だが軽く甘い

［おすすめの使用法］
伸びがよくおなかから背中まで、広範囲にマッサージオイルとして使える。

［おすすめの肌質］
敏感肌、脂性肌（特にピッタ）

［浸透力］
普通

［感触］
肌なじみがよく、軽い

注意　まれに肌質に合わないことがあるので、パッチテストを行う。開封後の保存は2カ月が目安。

DATA
- 学名／Vitis vinifera
- 科名／ブドウ科
- 抽出部位／種子
- 抽出方法／圧搾法
- 主な原産地／スペイン、イタリアなど

マイルドな作用で子どもにも◯
スイートアーモンドオイル
[ふさわしいのは] Kapa

アーモンドの種子から圧搾で得られるオイルで、高いリラックス感を与えてくれる心地よい肌触りが特徴です。ボディ、フェイシャル、ハンドマッサージのいずれにも適しています。ソフトな使い心地なので、変化が及ばず停滞しがちなカパの過剰に変化をもたらしてくれそうです。中世イギリスでは、治療薬としても使われていました。

DATA
- 学名／*Prunus amygdalus var.dulcis*
- 科名／バラ科
- 抽出部位／種子の仁
- 抽出方法／圧搾法
- 主な原産地／スペイン、アメリカなど

[香りの特徴]
やゝアーモンドの香り

[おすすめの使用法]
ビタミンEが豊富で肌を柔らかくする効果がある。手作り化粧品などにも向いている。

[おすすめの肌質]
すべての肌質（特にカパ）

[浸透力]
ゆっくり

[感触]
ソフトで軽い感触

注意 やゝ酸化しやすい。開封後の保存は2カ月を目安。

腐りにくく使いやすい
ホホバオイル
[ふさわしいのは] AIL

ホホバの実を圧搾して抽出します。厳密言うと「オイル（植物油）」ではなく、植物性の「液体ワックス（植物蝋）」です。低温でかたまりますが、ぬるま湯であたためるとゆるみます。性質上極めて酸化しにくく、長期間保存ができます。なめらかな感触で使いやすく、さらりとしてのびがいいので、さまざまな用途に対応できます。

DATA
- 学名／*Simmondsia chinensis*
- 科名／ツゲ科
- 抽出部位／種子
- 抽出方法／圧搾法
- 主な原産地／イスラエル、メキシコなど

[香りの特徴]
精製したものは無臭。未精製は独特の香り

[おすすめの使用法]
ニキビや日焼けなどの炎症を起こした肌や、カサカサ肌の保湿に。

[おすすめの肌質]
すべての肌質

[浸透力]
とても優れている

[感触]
さらりとしてすべりがよい

注意 アレルギー反応を起こす原因となるおそれがあるので、パッチテストを行う。

ハーブ

アーユルヴェーダでは、植物から抽出した精油を使うほか、ハーブそのものを使うことも多々あります。一番ポピュラーなのはお茶にして飲むことで、入浴剤やサシェにするのもポピュラーですが、アーユルヴェーダでは料理に入れたり、すりつぶしてスキンケアに使ったりします。代表的なものを紹介します。

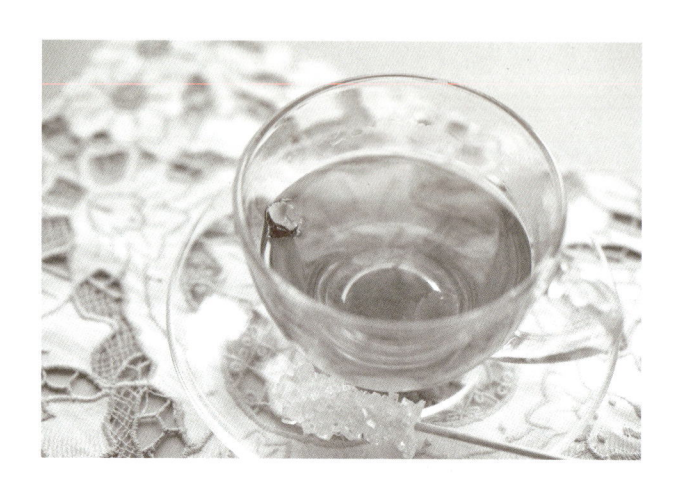

母のように優しいハーブ
カモミールジャーマン
[ふさわしいのは] Vata

キク科の植物で、和名を「カミツレ」といいます。多年草のカモミールローマンに対してカモミール ジャーマンは一年草です。いずれも耐寒性があり、生育は旺盛です。絶えず咲き競う花はリンゴに似た甘い香りを周囲に漂わせます。おなかに優しいので、高齢者や子どもでも使えます。風邪や不眠、神経性便秘を改善し、イライラの解消にも役立ちます。

DATA
- 学名／Matricaria chamomilla
- 科名／キク科
- 和名／カミツレ
- 使用する部位／花
- 主な原産地／エジプト、フランスなど

[アーユルヴェーダ的特徴]
ピッタ、カパを減らしヴァータのバランスを助ける

[おすすめの使用法]
ハーブティーにして飲むほか、乾燥肌を改善する目的で化粧水や入浴剤に使うことも。

[エネルギー]
温性、湿性

[味]
甘味、酸味

[主な作用]
抗炎症、消化促進、鎮静、鎮痛、発汗の緩和

注意 キク科アレルギーの人は注意

さわやかな気分にリフレッシュ
レモングラス

[ふさわしいのは] Pitta

ハーブとしてのレモングラスは葉を束ねたものを部屋の隅につるしたり、カレーなどに入れたりと、さまざまな形で使われます。消化を助けてくれるので、食欲がないときにハーブティーとして飲むといいでしょう。二日酔いや乗り物酔いの助けにもなります。また発汗殺菌作用もあり、風邪の初期症状をやわらげる効果も期待できます。

DATA
- 学名／*Matricaria chamomilla*
- 科名／キク科
- 和名／なし（レモングラス）
- 使用する部位／葉
- 主な原産地／タイ、マレーシアなど

[アーユルヴェーダ的特徴]
ピッタ、カパを減らし、ヴァータは変化なし

[おすすめの使用法]
ハーブティーにして飲むほか、デオドラント効果により部屋のニオイ消しなどにも。

[エネルギー]
冷性

[味]
辛味、苦味

[主な作用]
リフレッシュ効果、発汗・殺菌効果など

注意　特になし

スポーツドリンクにも最適
ハイビスカス

[ふさわしいのは] Pitta Kappa

ハーブティーの中でも鮮やかなルビー色でおなじみ。強い酸味の中にほのかな甘味があり、好む人が多いでしょう。クエン酸が豊富で疲労回復に効果が期待できます。ビタミンCやリンゴ酸もあり、活性酸素を減らして新陳代謝をよくし、美肌もサポートしてくれます。ピッタやカパの蓄積をバランスし、むくみの改善効果もあります。

DATA
- 学名／*Hibiscus sabodariffa*
- 科名／アオイ科
- 和名／ロゼルソウ
- 使用する部位／花のがく
- 主な原産地／エジプト、スーダンなど

[アーユルヴェーダ的特徴]
カパ、ピッタを減らしヴァータを増やす

[おすすめの使用法]
ハーブティーにして飲むほか、化粧水や入浴剤にも。ニキビやニキビあとによい効果が期待できる。

[エネルギー]
乾性

[味]
甘味、渋味

[主な作用]
健胃、消化促進、利尿

注意　特になし

【 おすすめ精油ショップ 】

精油を扱うお店は数多いですが、信頼できるお店で購入するのがいちばん。
自分に合った、お気に入りの精油ショップを見つけるのも、楽しみのひとつです。

生活の木

　世界各国から、上質の精油やハーブを輸入し、品質管理をしている専門店です。現在、店舗は全国に100店以上。オンラインショップや、アロマテラピーに関する講座なども充実しています。
　アロマテラピー初心者から、資格取得をめざすベテランまで、長くつき合い続けられるお店。心豊かになれるライフスタイルを提案し、店頭には精油やハーブはもちろん、アロマテラピーに関するグッズを多数取り揃えています。

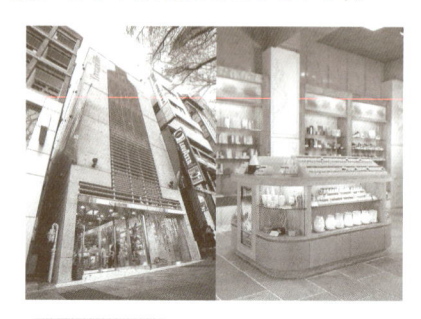

SHOP DATA
生活の木　原宿表参道店
東京都渋谷区神宮前6-3-8
TEL 03-3409-1778
営業時間 11:00～21:00　**定休日**：不定休
HP http://www.treeoflife.co.jp/
※原宿表参道店以外の全国100店舗の情報もHPで確認できます。
オンラインショップ http://www.aromashop.jp/
※生活の木が運営するオンラインショップ。限定のキャンペーンなども。

FLORA

　精油をはじめ、アロマ関連商品やハーブティーの販売、アロマテラピーを中心とするナチュラルヒーリングサロンや漢方薬局も経営し、医・食・美・癒の各方面からのアプローチをしているFLORA。
　おすすめは、アーユルヴェーダの教えにのっとった「チャクラバランス」シリーズや「ヴァータ・ピッタ・カパ」のオイル。サロンでも販売していますが、ネットショップでは全国から購入することができます。

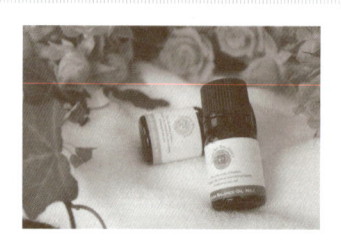

SHOP DATA
株式会社FLORA
滋賀県草津市野路1丁目14-38
サンマール南草津303
TEL 077-562-9370
営業時間 10:00～20:00（サロン）
定休日：木曜日（サロン）
ネットショップ http://www.flora.co.jp/
※HPから購入できます。

気になる 症状別INDEX

ヴァータ・ピッタ・カパのチェックをするほか以外にも、
自分が今気になっている症状から、そのページを見ることができます。

【 こんなときは 】

人間関係
おしゃべりのしすぎ 50
過去のしがらみに固執している 66
緊張している 51
ケンカしている 59
批判的になる 58
無口になってしまう 67

時 間
けだるい朝に 68
日中、やる気がない 60
夕方の疲労、消耗しているとき 52

季 節
冷たい風が吹く秋から冬 52
春、眠気が続くとき 69
蒸し暑い夏〜初冬 61

自 然
強い日差しや豪雨 61
都会的な環境にいるとき 53
どんよりした春の日 69

天候・部屋環境
重苦しくどんよりしているとき 63
湿度が低く、乾燥しやすいとき 47
蒸し暑いとき 55

行 動
イスに座りっぱなしの日には 64
環境が激変したとき
（転勤・転職・引っ越しなど） 49
出張や外出が多いとき 48
正確さが求められる仕事・作業 56
戦いをしいられる 57
停滞した仕事を進めたい 65

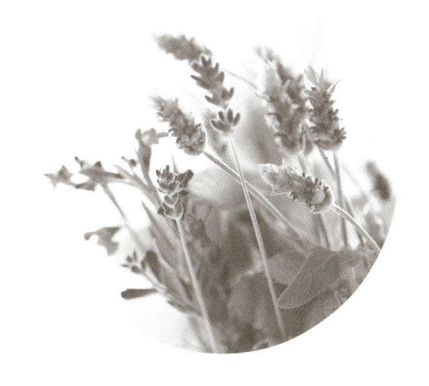

【 美容・女性特有の症状 】

デトックス
- 重さと湿り気を取り除く ……… 99
- 熱を冷まし血液を浄化する ……… 87
- リンパの流れをよくする ……… 73

スキンケア
- 脂分が多い ……… 97
- 肌の潤いが少ない ……… 71
- ほてりをしずめたい ……… 85

女性特有の症状
- 生理痛、生理不順 ……… 83
- 更年期障害（顔のほてり） ……… 95
- むくむ、胸が張る ……… 107

ヘアケア
- 脂っぽくなる髪や頭皮に ……… 98
- 枝毛ができやすい ……… 72
- 白髪、頭皮のほてり ……… 86

［ 参考文献 ］

『これ1冊できちんとわかる アーユルヴェーダ』西川眞知子・著（マイナビ）
『これ1冊できちんとわかる アロマテラピー』梅原亜也子・著（マイナビ）
『アーユルヴェーダとアロマテラピー』ライト・ミラー＆ブライアン・ミラー・共著　上馬場和夫・監訳　名雪いずみ／日高陵好／西川眞知子・訳（フレグランスジャーナル社）
『ハピヨガ―たった一瞬で幸せに変わる魔法のポーズ』西川眞知子・著（大和出版）

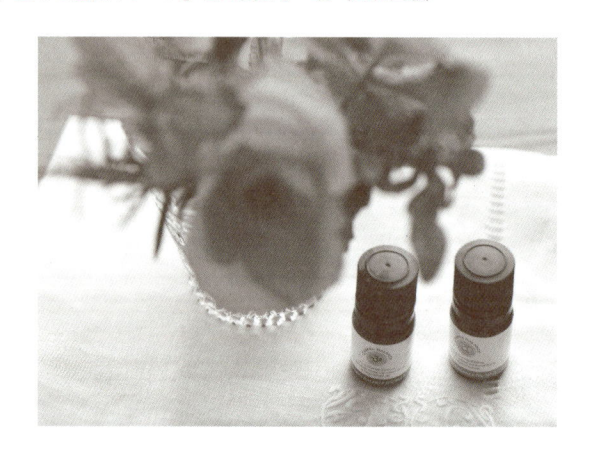

気になる症状別 INDEX

【 体の悩み 】

夏バテ ……… 94	胃痛 ……… 91
眠気 ……… 103	肩こり ……… 74
眠れない（不眠） ……… 77	風邪の初期 ……… 81
冷え性 ……… 78	花粉症 ……… 106
皮膚トラブル、皮膚炎 ……… 90	体がほてる ……… 92
疲労 ……… 79	眼精疲労 ……… 88
貧血 ……… 76	下痢 ……… 89
二日酔い ……… 93	頭痛 ……… 82
便秘 ……… 75	セルライト ……… 105
むくみ ……… 101	体重増加 ……… 104
腰痛 ……… 80	だるい ……… 100
	痰や鼻水がつまる ……… 102

【 心の悩み 】

他人を冷たく感じる ……… 125	怒り ……… 119
楽しくない ……… 115	イライラする ……… 117
なにもかも破壊したくなる ……… 118	落ち着かない ……… 110
人に会いたくない ……… 121	緊張してしまう ……… 113
人を許せない ……… 116	決断力がない ……… 111
プチうつ ……… 124	自信喪失 ……… 123
無気力 ……… 122	集中できない ……… 109
	心配、不安が大きい ……… 112

❀ 著者
西川眞知子（にしかわ まちこ）

❀ STAFF
デザイン・DTP	島村千代子
写真	村尾香織
スタイリング	中村加奈子
モデル	小林 愛
執筆協力	三輪 泉
イラスト	さかちさと (asterisk-agency)
編集	株式会社童夢
企画・制作	成田晴香 (株式会社マイナビ)

❀ 衣装・撮影協力
アディダス ジャパン
☎ 0120-810-654（アディダスグループお客様窓口）

Afternoon Tea LIVING , Cocoonist
☎ 0800-300-3312
〒151-0051
東京都渋谷区千駄ヶ谷 2-11-1

D.couture 自由が丘店
☎ 03-3721-1345
〒158-0083
東京都世田谷区奥沢 5-42-3Trainchi C101

EASE PARIS
☎ 03-5759-8267
〒141-0031
東京都品川区西五反田 3-1-2PARIS マンション

GINZA Francfranc
〒104-0061
東京都中央区銀座 2-4-6
銀座 Velvia館 5F
☎ 03-5524-2111

やさしくわかる
アーユルヴェーダアロマテラピー

2012 年 8 月 31 日　初版第 1 刷発行

著　者　西川眞知子（日本ナチュラルヒーリングセンター）

発行者　中川信行

発行所　株式会社マイナビ
　　　　〒 100-0003 東京都千代田区一ツ橋 1-1-1　パレスサイドビル
　　　　TEL：048-485-2383（注文専用ダイヤル）
　　　　　　 03-6267-4477（販売部）
　　　　　　 03-6267-4445（編集部）
　　　　E-mail：pc-books@mynavi.jp
　　　　URL：http://book.mynavi.jp

印刷・製本　株式会社加藤文明社

定価はカバーに記載しております。
ⓒ Machiko Nishikawa 2012
ISBN978-4-8399-4336-3
Printed in Japan

注意事項について
・本書の一部または全部について個人で使用するほかは、著作権上、著作権者および（株）マイナビの承諾を得ずに無断で複写、複製することは禁じられております。
・本書についてご質問等ございましたら、上記メールアドレスにお問い合わせください。インターネット環境がない方は、往復はがきまたは返信用封筒、返信用切手を同封の上、（株）マイナビ出版事業本部編集第 6 部書籍編集 1 課までお送りください。
・乱丁・落丁についてのお問い合わせは、TEL：048-485-2383（注文専用ダイヤル）、電子メール：sas@mynavi.jp までお願いいたします。
・本書の記載は 2012 年 7 月現在の情報に基づいております。そのためお客さまがご利用されるときには、情報や価格等が変更されている場合もあります。
・本書中の会社名、商品名は、該当する会社の商標または登録商標です。